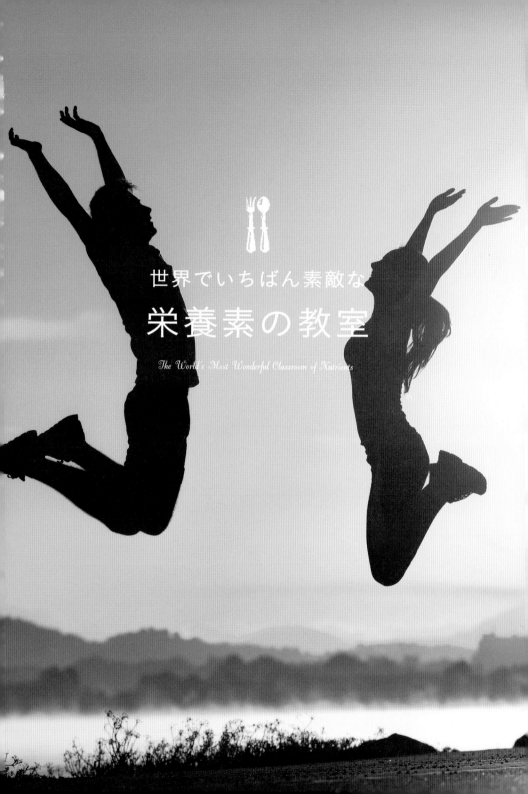

世界でいちばん素敵な

栄養素の教室

The World's Most Wonderful Classroom of Nutrients

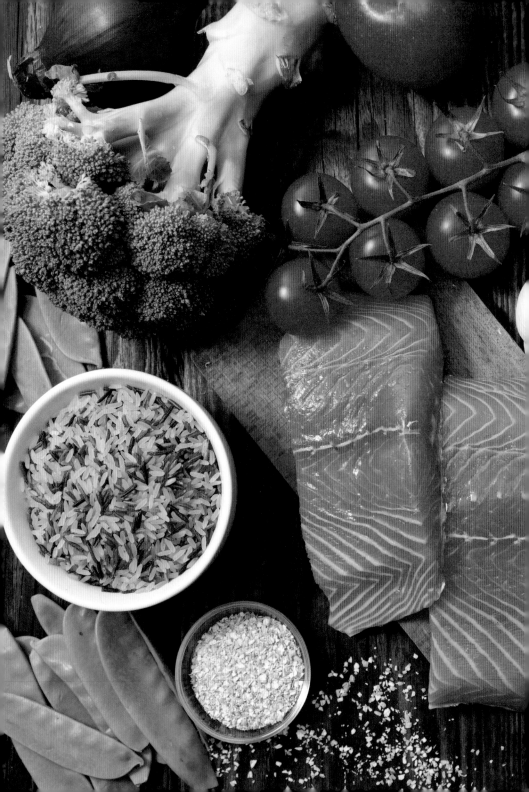

はじめに

栄養素について関心をもってもらいたい。
そんな思いでこの本を作りました。

おいしい料理を食べるのは、
幸せを感じる瞬間でもあります。

そして、人間は食事をしなければ生きていけません。
栄養素を学ぶことで、
人体にどのような効果があるのかを知ることは、
そのまま健康を考えることでもあります。
これは充実した日々にもつながっていくことでしょう。

「ブドウ糖ってブドウと関係あるの?」
「ミネラルウォーターと天然水って違うの?」

このような日常的な疑問から始まる
Q&Aを読み進めることで、
新しい発見と知識に出会うことができます。

この本を通じて、より深く栄養素のことを意識するようになっていただければ幸いです。

Contents

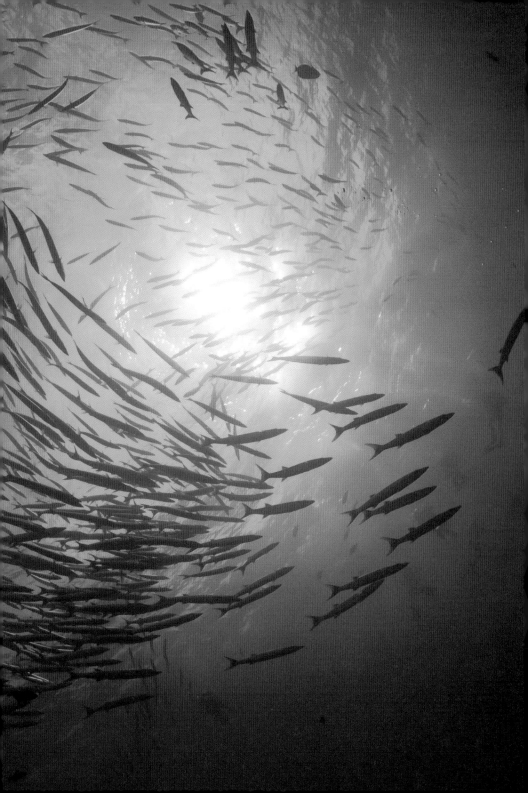

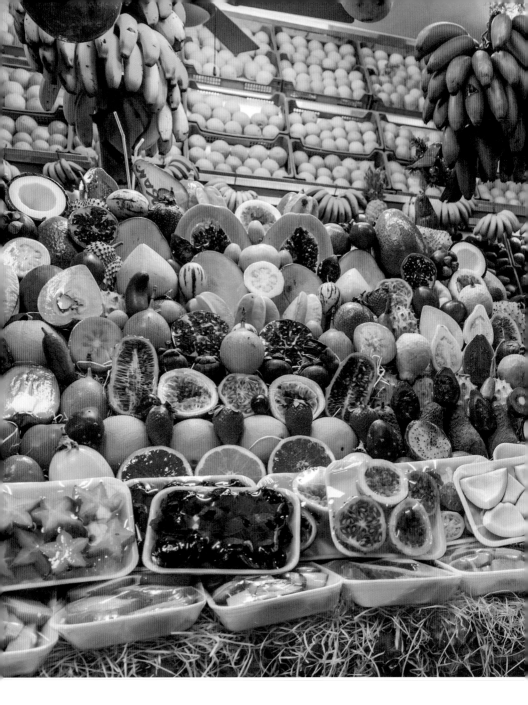

Q そもそも栄養素ってなに？

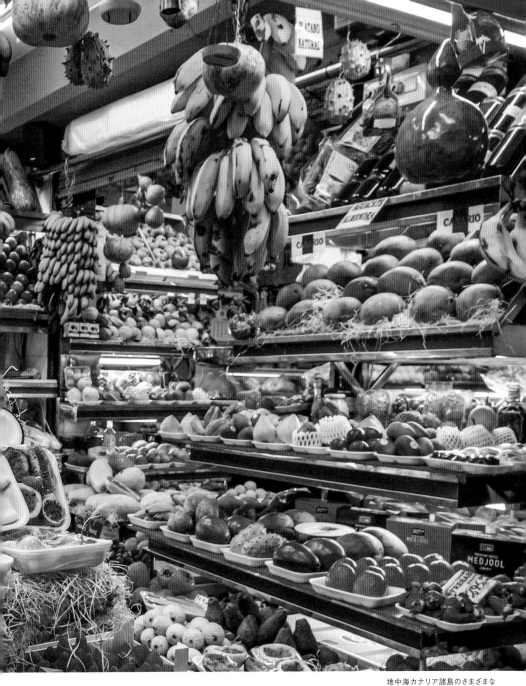

地中海カナリア諸島のさまざまな
食材が並んでいるベケタ市場。

Ａ 人が生きていくために
摂取する物質です。

「栄養」と「栄養素」

生きるために、調子を整えるために、私たちは「摂取」しなければならない。

「栄養素」と「栄養」は同じような意味で使われますが、
栄養学においては、それぞれ別の意味で使われています。
「栄養」は、人が生きるために必要な物質を外から摂取し、
体の組織や機能を維持するために活用すること、その営み全体を指します。
これに対し、「栄養素」は栄養のために外から摂る物質のことです。

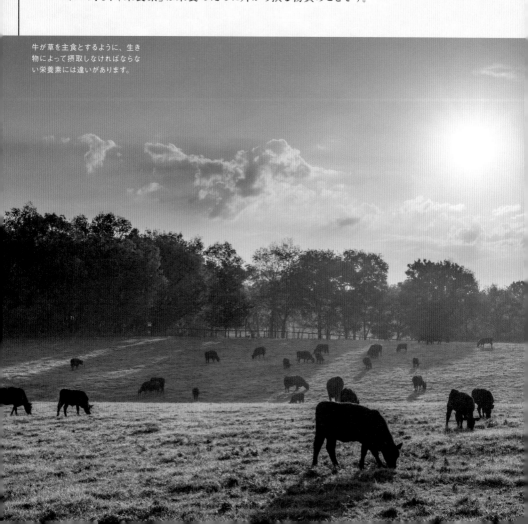

牛が草を主食とするように、生き
物によって摂取しなければならな
い栄養素には違いがあります。

① 栄養学っていつからあるの？

A 日本で重要視されたのは1980年代からです。

日本で栄養学が創設されたのは20世紀初頭で、当初は「営養」と表記されていましたが、健康を増進するという意味から「栄養」に変わりました。戦後、食生活の西洋化が進み、生活習慣病が増加。それを受けて、1983年に、農林水産省によって「日本型食生活」が提案されました。

② 「日本型食生活」ってなに？

A 米を中心とした、栄養バランスに優れた食生活のことです。

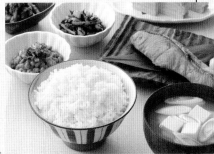

農林水産省では、「ご飯（米）を中心に、魚、肉、牛乳・乳製品、野菜、海藻、豆類、果物、茶など多様な副食などを組み合わせ、栄養バランスに優れた食生活」のことを、「日本型食生活」としています。

バランスのとれた日本食の献立。

★COLUMN1★

「三大栄養素」と「五大栄養素」

人の役に立つ栄養素のなかて、エネルギー源として利用されるのが炭水化物（糖質）、脂質、たんぱく質の「三大栄養素」てす。これに体の調子を整えるビタミンとミネラルを加えて「五大栄養素」といい、人の生命活動を維持するのに必要不可欠な栄養素とされています。最近では、五大栄養素に食物繊維を加え、「六大栄養素」などと呼ぶ場合もあります。

五大栄養素

三大栄養素

たんぱく質

脂質

炭水化物

ビタミン

ミネラル

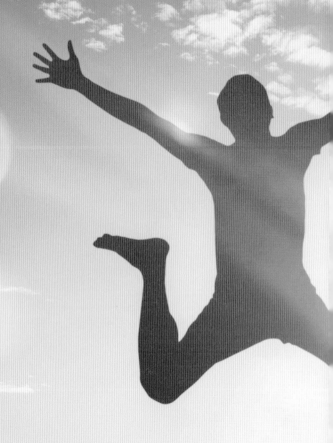

Q

ヒトのエネルギー源になる
栄養素ってなに？

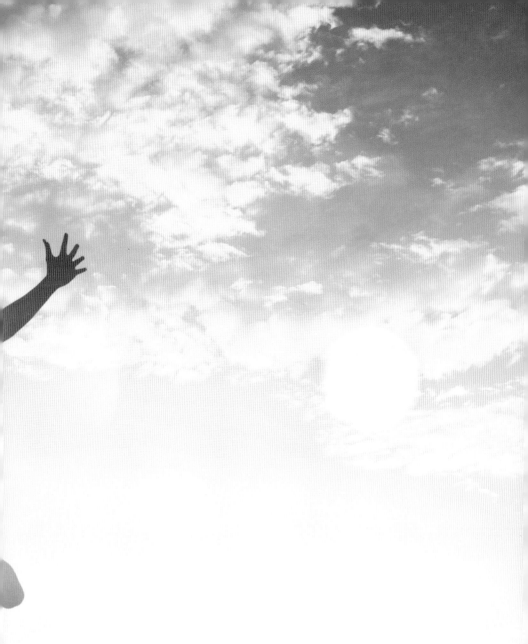

A
まずは炭水化物（主に糖質）です。

Carbohydrate

炭水化物（糖質）

私たちに必要なエネルギーの半分は、この栄養素から摂るのが理想です。

炭水化物は、脂質、たんぱく質とともに三大栄養素のひとつで、
糖質と食物繊維から構成されています。
糖質は1gで4kcalのエネルギーを生み出し、
脂質などに比べると吸収や分解が速いので、
即効性のあるエネルギー源とされています。
人間は1日に必要とする総エネルギー量の50〜65%を、
炭水化物から摂ることが理想といわれています。

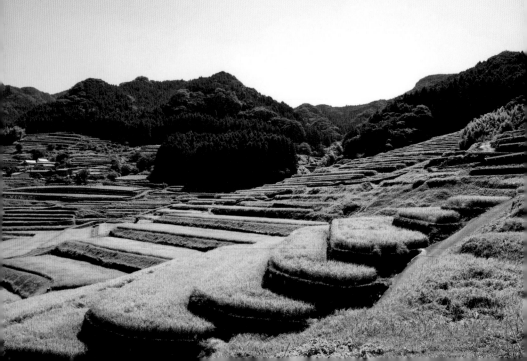

日本で見ることができる田園風景。
米は栄養価だけでなく、長期保存に
も向いている穀類です。

① 炭水化物（糖質）が 多く含まれる食材ってなに?

A 砂糖です。

糖質の含有量がもっとも多いのは砂糖で、ほかにご飯（米）やパンなどの穀類、いも類や調味料などに多く含まれます。

100gあたりの
炭水化物の含有量

食品名	含有量
砂糖	99.3g
精白米	77.6g
スパゲティ	73.1g
食パン	46.4g
さつまいも	33.1g
じゃがいも	17.3g
バナナ	22.5g
柿	15.9g

② 炭水化物って糖質と同じなの?

A まったく同じ というわけではありません。

炭水化物は、糖質と食物繊維に分けられます。糖質は消化・吸収されてエネルギーになりますが、人間には食物繊維を消化できる酵素がないので、そのまま大腸まで運ばれ、体外へ排泄されます（→食物繊維／P32）。

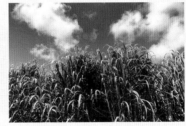

サトウキビ畑。糖質はほかのエネルギー源と比べて、吸収率がよいという特徴があります。

③ 炭水化物の摂取量が減るとどうなるの?

A 体脂肪が減りますが、筋肉量の低下を招く可能性もあります。

炭水化物の摂りすぎは肥満や糖尿病のリスクを高めますが、足りないのもよくありません。糖質が不足すると、人体は、肝臓に蓄えているグリコーゲンを糖に変換してエネルギー源として用います。これを使い果たすと、今度は体内の脂肪や筋肉のたんぱく質を分解してエネルギー源にします。つまり、炭水化物の極端な不足は筋肉量の低下を引き起こす可能性があるのです。

④ 炭水化物と一緒に摂りたい栄養素ってある?

A ビタミンB群です。

ビタミンB群、とくにビタミンB1やB2には、糖質を分解する酵素の働きを助ける重要な役割があります。糖質と一緒に摂るとよいでしょう。白米はビタミンB群がほぼゼロなので、豚肉やうなぎ、魚、納豆など、ビタミンB群が豊富な食べ物と一緒に食べるのがおすすめです。

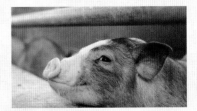

豚肉のなかでも、ビタミンB1は赤身に、ビタミンB2はレバーに豊富に含まれています。

Q
ブドウ糖ってブドウと関係あるの？

A
ブドウから発見された糖です。

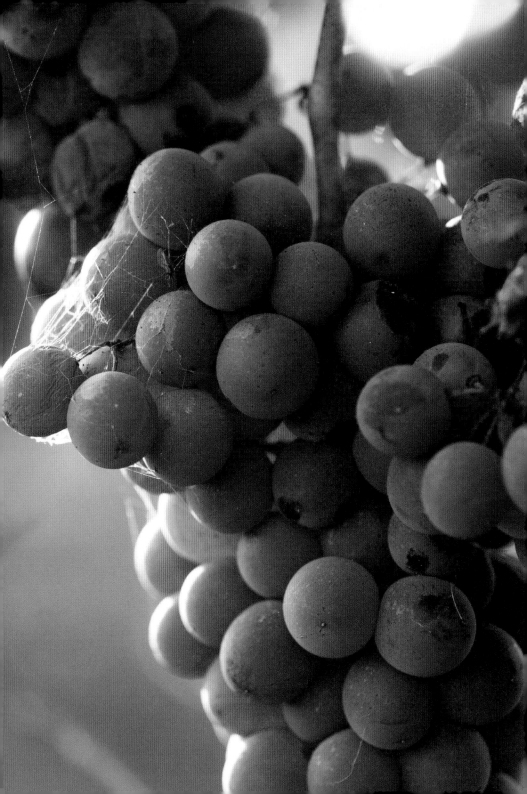

Monosaccharide
単糖類

イライラしてしまうのは、ブドウ糖が不足しているからかも。

単糖類とは、糖質の最小単位のことで、
それ以上は加水分解できない糖をいいます。
ブドウ糖も単糖類に属しています。
果糖は果物やはちみつに多く含まれる糖質で、
体内に入ると、ブドウ糖と同じくエネルギー源になります。
ガラクトースは主に乳に含まれる糖質で、
ブドウ糖と結合して二糖類の乳糖となって存在しています。

加水分解とは
水と反応して
分解すること！

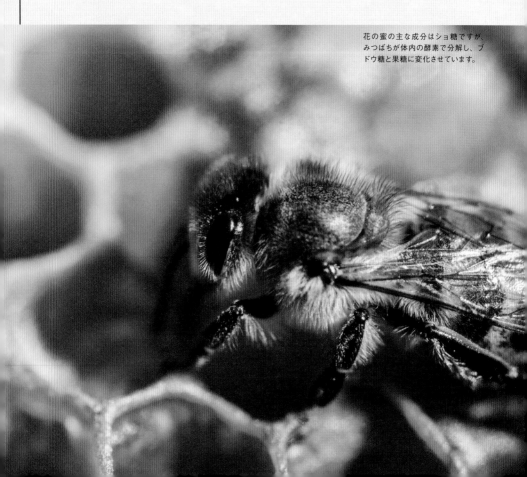

花の蜜の主な成分はショ糖ですが、
みつばちが体内の酵素で分解し、ブ
ドウ糖と果糖に変化させています。

① ブドウ糖についてもっと教えて！

ラムネの主成分は
ブドウ糖です

A 人間の脳に欠かせないエネルギー源です。

ブドウ糖には、脳を正常に働かせるという重要な役割があります。脳はどの臓器よりもエネルギーを必要としており、1日に必要なエネルギーの約20%を消費しています。そのため、炭水化物（糖質）を長時間摂取しないでいると脳の働きが悪くなり、集中力が低下したり、イライラしたりするなど、さまざまな弊害が出てきます。

② 血糖値を上げにくい糖ってある？

A 果糖です。

ブドウ糖は小腸から吸収され、血液中に入ることで血糖値が上昇します。これに対し、果糖はほとんどが肝臓などで代謝されるので、血糖値は上がりにくいとされています。とはいえ甘いものが好きだから果糖なら大丈夫と思っていると、カロリーは同じなので、摂りすぎないよう注意が必要です。

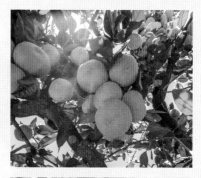

③ 果物を食べすぎると太るのは本当？

A 食べすぎは、もちろん太ります。

果物には果糖だけでなくより吸収しやすいブドウ糖も含まれているので、食べすぎは肥満につながります。しかし果物には、健康に役立つビタミンやミネラル、食物繊維も豊富なので、1日200g程度を摂るのがよいとされています。

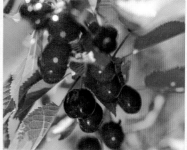

果物は果糖以外にも栄養素が豊富なので、間食をするならお菓子より果物がおすすめです。

④ はちみつと砂糖はどちらが甘いの？

A はちみつのほうが甘みを強く感じます。

はちみつには
殺菌効果もあります！

糖質の種類によって「甘味度」と呼ばれる甘さの指標に違いがあり、ショ糖の甘さを基準にして求めます。果糖は糖類のなかでもっとも甘味度が強く、果糖を多く含むはちみつは砂糖よりも甘く感じます。しかし砂糖よりもカロリーが低く、はちみつにはビタミンB群やミネラルも含まれています。

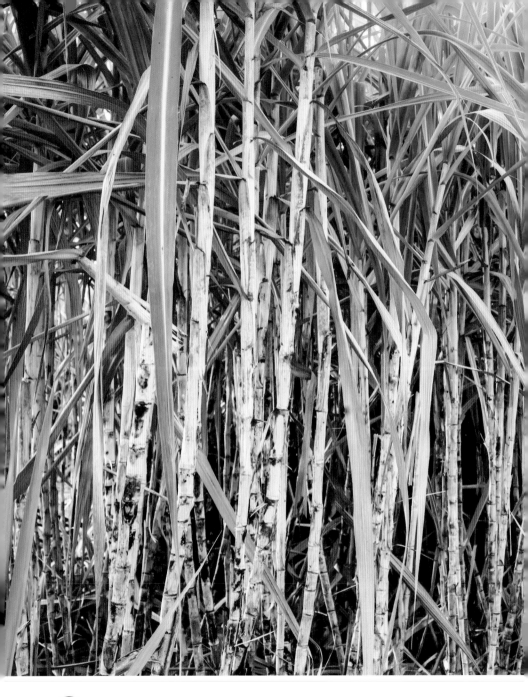

Q 砂糖の原料ってなに？

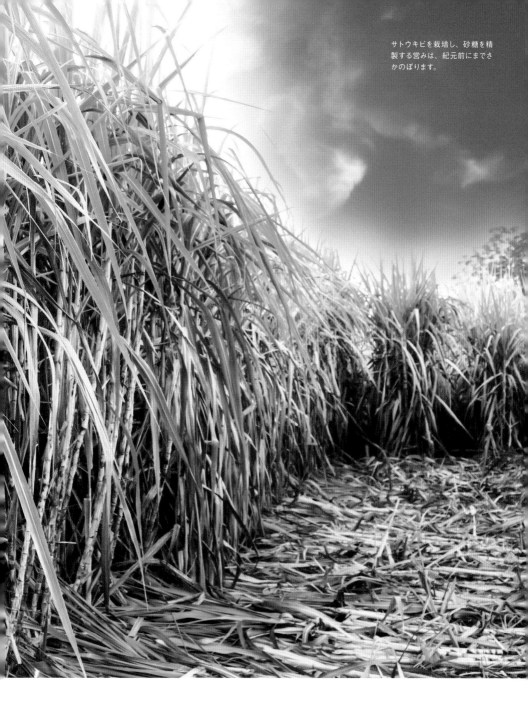

サトウキビを栽培し、砂糖を精製する営みは、紀元前にまでさかのぼります。

A サトウキビのほか、てんさい（ビート）やサトウカエデからも砂糖ができます。

Disaccharide

二糖類

単糖類が2個合わさって二糖類という名前になりました。

二糖類は、糖類の最小単位である単糖類が2個結合したものです。
ショ糖はブドウ糖と果糖が結合した二糖類で砂糖の主成分で、
サトウキビの茎やてんさいの根に多く含まれています。
麦芽糖はブドウ糖が2個結合した二糖類で、
デンプンが分解されたときに生じます。
ブドウ糖とガラクトースが結合したものが乳糖で、
哺乳類の乳に存在します。
母乳には5〜7%、牛乳には4〜5%含まれています。

二糖類の例

二糖類
ショ糖（スクロース）
乳糖（ラクトース）
麦芽糖（マルトース）

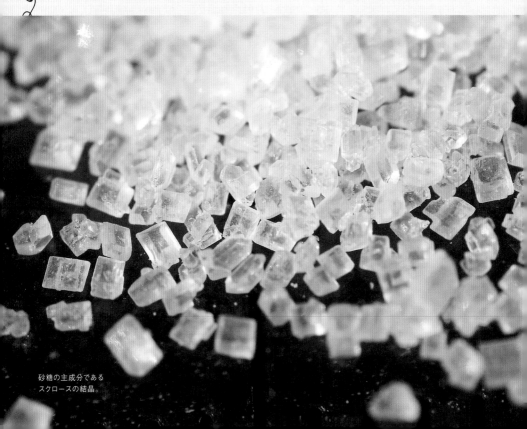

砂糖の主成分である
スクロースの結晶。

① 糖類の種類によってなにが違うの？

A 甘みの強さに違いがあります。

糖類の種類によって甘味度が異なります。単糖類では果糖がもっとも甘く、砂糖の主成分であるショ糖の甘味度を1.0とすると、果糖は1.2〜1.5です。一方、ブドウ糖は0.6〜0.7でショ糖よりも甘味度が低くなります。また糖の結合が多くなると甘味度は低くなっていきます。ブドウ糖が2個結合した麦芽糖は0.3〜0.4で、ブドウ糖が多数結合したデンプンにはほとんど甘みがありません。

② 糖類0と糖質0って違うの？

A 栄養成分表示では違いがあります。

販売されている食品には栄養成分が表示されているものがありますが、この表示の場合の「糖類」とは単糖類と二糖類のみをさします。なので糖質0という場合は糖類は入っていませんが、糖類0という場合は多糖類、例えばデンプン（P26）が入っていることもあります。

③ 麦芽糖についても教えて！

A ビールに欠かせません。

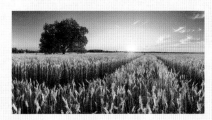

麦芽糖（マルトース）はデンプンが酵素分解してできる二糖類で、結晶になりにくく加熱しても色が変わりにくいので、見た目や風味を損なわないという特徴があります。また、麦芽糖を発酵させるとアルコールや炭酸になり、ビールを作る際には欠かせません。

麦芽は漢方にも使われています。

④ 牛乳を飲むとお腹がゴロゴロするのはなぜ？

A 乳糖（ラクトース）を分解する酵素が小腸に少ないからです。

乳児は母乳を消化するので、この消化酵素をたくさん持っていますが、大人になるとだんだんと減ってきます。人によっては極端に減るため、そのせいでお腹がゴロゴロしやすくなるのです。一般的に白人は減る人の割合が少なく、アジア人は多い傾向にあります。

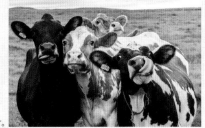

牛乳には乳糖が多く含まれています。

Oligosaccharide

オリゴ糖（少糖類）

単糖類や二糖類でもなく、多糖類でもない糖がある。

単糖が3〜9個程度結合した糖類がオリゴ糖です。
天然にわずかに存在する希少な糖であり、
腸内環境を整えるビフィズス菌の栄養源となってくれるなど、
ほかの糖にはない特徴があります。

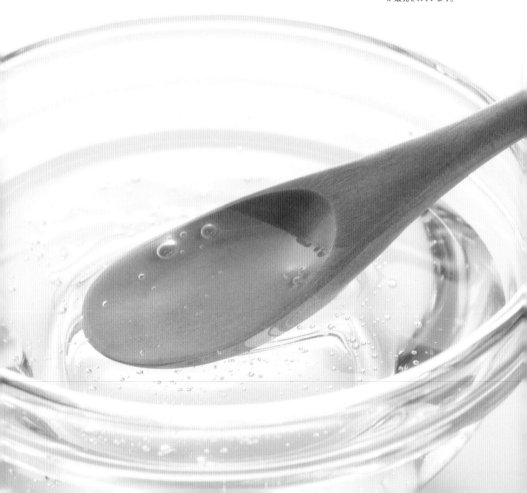

用途や食材に合わせて粉末タイプ、液体タイプのオリゴ糖が販売されています。

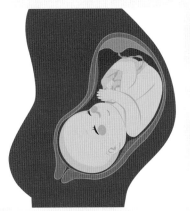

天然の甘味料のため、妊婦が
摂取しても安全とされています。

① 甘くない糖ってあるの?

A 甘みの少ない糖はあります。

オリゴ糖は甘味料のひとつで、甘味度は0.3〜0.6。ほのか
な甘みを特徴としていて、それほど甘くはありません。てんさい
オリゴ糖、イソマルオリゴ糖、フラクトオリゴ糖、ガラクトオリゴ糖
などさまざまな種類があります。またオリゴ糖には消化されにく
いものが多く、1gあたりのカロリーも2〜3kcalとショ糖に比べ
て少なめです。

② オリゴ糖にはどんな特徴があるの?

A 腸内の善玉菌を増やします。

オリゴ糖のなかには、ビフィズス菌など
腸内の善玉菌の栄養源になるもの
があります。結果としてオリゴ糖は、
腸内の善玉菌を増やし、腸の調子を
整えて、悪玉菌が有害物質を作るの
を防ぐ働きをしています。ビフィズス
菌は100年以上前の研究で発見さ
れ、その後、ビフィズス菌の栄養源に
なるオリゴ糖も発見されました。

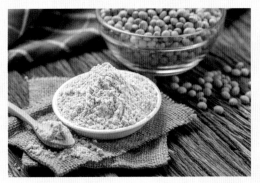

きな粉にはオリゴ糖が多く含まれています。

③ 「オリゴ」って、どんな意味?

A ギリシャ語で「少し」という意味です。

オリゴとはギリシャ語の「Oligos(少ないという意味)」に由来しており、単糖が3〜9個程度結合したオ
リゴ糖は、1個の糖からなる「単糖類」や2個の糖からなる「二糖類」と、多くの単糖が結合した「多糖類」
の中間に位置します。多糖類よりも結合している糖の数が少ないので「少しの糖」、すなわち「オリゴ糖」
と呼ばれているのです。

Q

お餅がもちもちするのはなぜ？

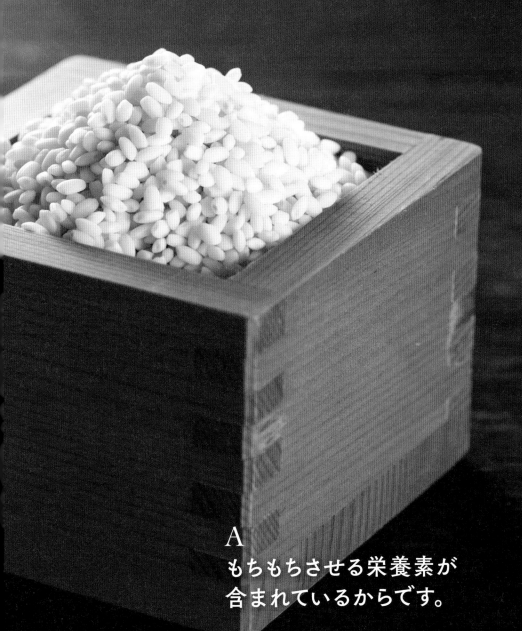

もち米のデンプンはアミロペクチンという枝分かれの多いデンプンの割合が多く、このアミロペクチンが多いほど、粘度が高くもちもちした食感になります。

A
もちもちさせる栄養素が
含まれているからです。

Starch

デンプン（多糖類）

体内に入ると分解され、やがてブドウ糖になります。

多糖類はたくさんの単糖が結合してできた糖類で、
ブドウ糖が結合してできた「デンプン」と、
それ以外の「非デンプン性多糖類」に分類されます。
デンプンは穀類やいも類に多く含まれ
「アミロース」と「アミロペクチン」に分けられます。
非デンプン性多糖類は食物繊維（P32）として知られ、食品だけでなく、
製紙、化粧品、医薬品など、さまざまな用途に使われています。

植物が光合成によって
体内に貯め込んだ
炭水化物がデンプン

サツマイモにもデンプンは含
まれており、ほかにも多くの栄
養素が含まれています。

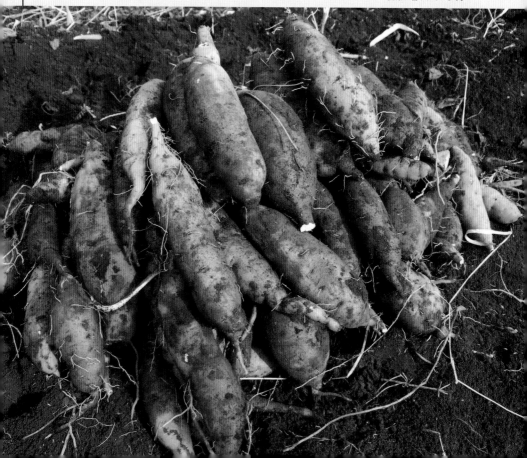

「アミロース」と「アミロペクチン」って、どう違うの？

A 分子の構造が異なります。

「アミロース」は、100～1000個のブドウ糖（グルコース）が一直線の鎖状につながっています。これに対し、「アミロペクチン」はブドウ糖がいくつも枝分かれした鎖状の構造をしています。お米の粘りのもとになっているのはアミロペクチンで、水を加えて加熱すると粘り気が生じます。

② デンプンは体内でどのように吸収されるの？

A 徐々に分解されてブドウ糖になります。

食べ物に含まれているデンプンは、二糖類の麦芽糖（マルトース）に分解されたあと、小腸に運ばれて単糖のブドウ糖に分解されます。体内にはブドウ糖になってようやく吸収され、肝臓に運ばれるのです。

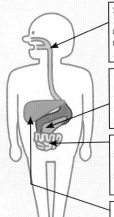

食べ物に含まれているデンプンは、口に入れると唾液中の消化酵素で二糖類の麦芽糖（マルトース）に分解されます。

さらに、すい臓から分泌されたすい液により、口で分解されなかったデンプンが麦芽糖（マルトース）に分解されます。

そして、小腸に運ばれた麦芽糖はマルターゼという消化酵素によって、単糖類のブドウ糖に分解されます。

ブドウ糖になってようやく体内に吸収され、肝臓に運ばれるのです。

③ ご飯をよく噛むと甘く感じるのはなぜ？

A 唾液によって麦芽糖に分解されるからです。

米の成分の約8割は、デンプンでできています。口に入れてよく噛むと甘みを感じますが、これはご飯に含まれたデンプンの一部が、唾液に含まれる消化酵素の働きで麦芽糖に分解されるからです。

④ もちもちしたタピオカもデンプン？

A キャッサバに含まれるデンプンがタピオカの原料です。

タピオカの原料は南米が原産のキャッサバと呼ばれる芋の一種で、根茎に多くのデンプンが含まれています。このデンプンを粉状にしたものが「タピオカ粉」で、これを原材料として作られているのがタピオカです。

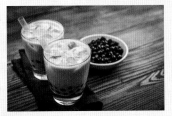
タピオカの原料もデンプンです。

Glycogen

グリコーゲン

マラソンを走る前に、蓄えておきたい栄養素がある。

私たちが摂取したブドウ糖（グルコース）は、
基本的にはエネルギー源として利用されます。
ただし、摂りすぎた分はグリコーゲンという貯蔵型の糖に作り変えられ、
肝臓や筋肉に一時的に蓄えられることになります。
肝臓に貯蔵されたものは「肝グリコーゲン」といい、
血糖値が低下すると肝臓は肝グリコーゲンを分解して、血糖値を維持します。

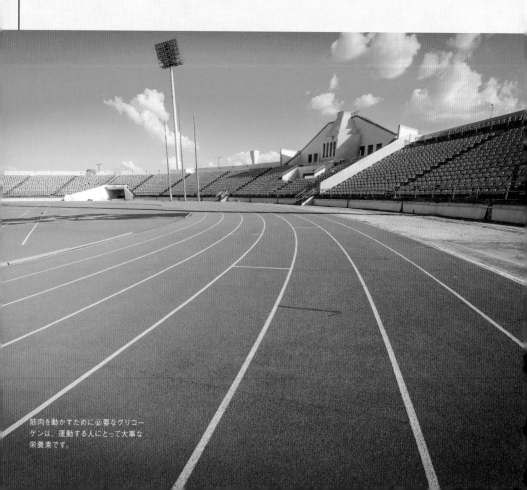

筋肉を動かすために必要なグリコーゲンは、運動する人にとって大事な栄養素です。

Q1 製菓会社「グリコ」の名前は、グリコーゲンと関係あるの？

A 牡蠣に含まれるグリコーゲンが由来です。

グリコの創業者・江崎利一は、国民の健康増進に貢献したいという思いから、グリコーゲンを活用した食品づくりを始めました。江崎利一は出身地である佐賀県佐賀市で水揚げされた牡蠣に含まれるグリコーゲンに着目して会社を設立したといわれています。

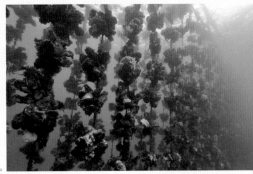

牡蠣の養殖の様子。

Q2 筋肉に蓄えられたグリコーゲンが多いとどうなるの？

A スタミナを強化できます。

筋肉に含まれるグリコーゲンは「筋グリコーゲン」といい、筋肉のエネルギー源になります。運動が長時間に及ぶマラソンなどは貯蓄したグリコーゲンを消費してエネルギーにするので、グリコーゲンの不足は疲労につながります。運動前にグリコーゲンの貯蔵量を高めることが、スタミナの強化につながるのです。

Q3 蓄えるグリコーゲンは多ければ多いほどいいの？

A グルコースは中性脂肪にも変化します。

余剰分のブドウ糖（グルコース）はグリコーゲンとして貯蔵されますが、ブドウ糖の量が多すぎると、中性脂肪にも変化します。中性脂肪は血液によって全身に運ばれ、体を動かしたり、体温を維持したりするといった活動のエネルギー源になります。

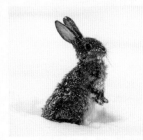

グルコースは体温の維持にも役立ちます。

Q4 グリコーゲンについてもっと教えて！

A 動物の体内で合成される栄養素です。

植物がブドウ糖をデンプンとして体内に貯蔵するのに対し、動物はグリコーゲンとして貯蔵します。このことから、グリコーゲンは「動物デンプン」と呼ばれることもあります。

植物はデンプンとして、動物はグリコーゲンとしてブドウ糖を貯蔵！

デキストリン

食品以外でも活躍する
トクホに認定された栄養素。

デキストリンは、じゃがいもやとうもろこしなどのデンプンを、
酸や酵素、熱などで分解した炭水化物の総称です。
デンプンと麦芽糖の中間にあたる多糖類で、デンプンより分子量が小さいのが特徴です。
体内では消化酵素のアミラーゼによって麦芽糖に分解され、最終的にブドウ糖になります。

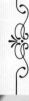

Q デキストリンはなにに使われているの?

A 健康食品や吸着剤などに利用されています。

デキストリンは主に甘味料として用いられるほか、粉状化粧品の固形化や皮膚への吸着剤、花火の結合剤など、さまざまな用途で用いられています。適度な粘度を与えるほか、凍結乾燥食品の形状を保ったり、スナック菓子で複数の調味料を均一につけやすくしたりするなど、その用途はとても幅広いのが特徴です。

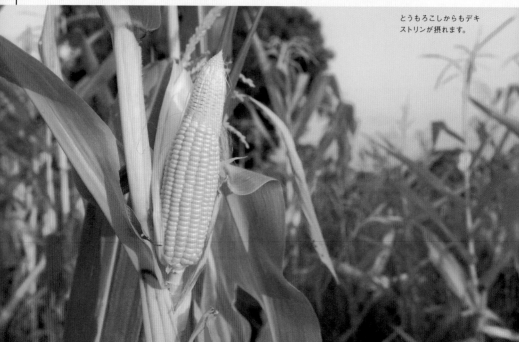

とうもろこしからもデキストリンが摂れます。

② デキストリンも体内で分解されるの？

A 消化されにくい難消化性
デキストリンもあります。

デキストリンのなかには、アミラーゼでは分解されにくいものがあります。「難消化性デキストリン」という水溶性食物繊維のひとつで、1988年に松谷化学工業によって発見・命名され、1992年には特定保健用食品（トクホ）素材に認定されました。

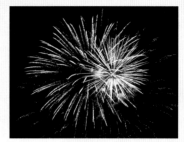

デキストリンは、花火の結合剤にも使われています。

③ 難消化性デキストリンが
トクホに認定されているのはなぜ？

A 食後血糖値や中性脂肪値の上昇を穏やかにするからです。

難消化性デキストリンは食物繊維の一種で、甘味や粘性が少なく、水に溶かしてもほぼ透明で耐熱性・耐酸性に優れるなど、さまざまな用途で使いやすいという特徴があります。欧米化した日本人の食生活で、食物繊維を補うという目的も含めて、さまざまな食品に使われています。

④ 難消化性デキストリンが、
体にいい理由を詳しく教えて！

A 体内での食べ物の移行を
緩やかにしてくれます。

食事から摂った糖質は小腸に運ばれて吸収されますが、難消化性デキストリンは粘度の高い溶液を作るので、胃から小腸への食べ物の移行を緩やかにします。そのため、食後血糖値の急激な上昇を抑えるのに役立ちます。

内臓脂肪の蓄積を抑える作用、ミネラルの吸収を促進する作用など、複数の健康作用があります

★COLUMN2★

トクホとは？

現在、トクホとして認知された健康食品、「特保」。正式名称は「特定保健用食品」といい、生理学的機能などに影響を与える保健機能成分を含む食品て、消費者庁長官の許可を得て特定の保健の用途に適する旨を表示できる食品を指します。
有効性・安全性を消費者庁が個別に審査し、審査や条件をクリアした食品は特定保健用食品として特保のマークと特定の保健機能について表示することができます。

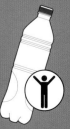

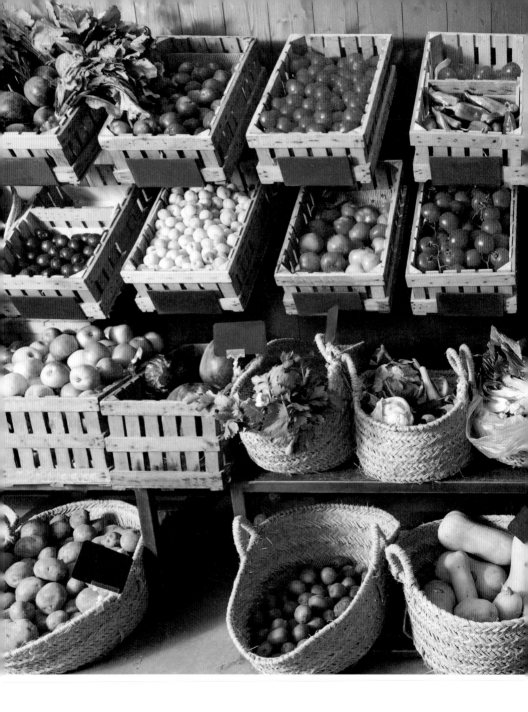

Q 消化されない栄養素ってあるの?

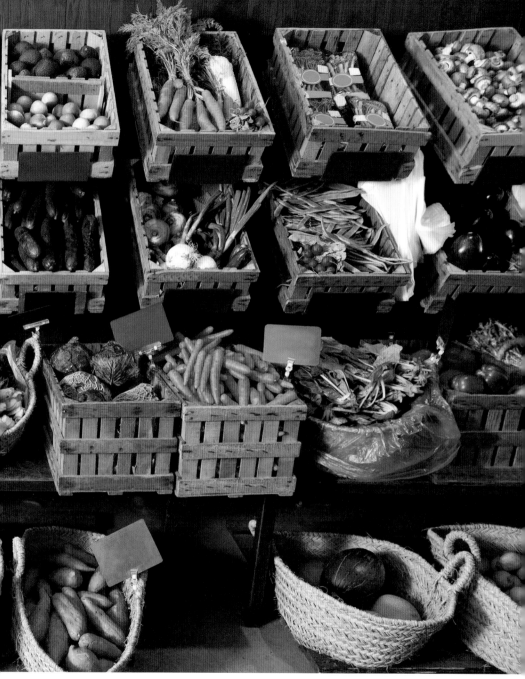

食物繊維はさまざまな食材に含まれています。

A 炭水化物である食物繊維があります。

Dietary fiber

食物繊維

人の消化酵素では 消化できない炭水化物もある。

食物繊維とは、炭水化物のうち糖質でないものを指します。
「人の消化酵素で分解されない、食物中の難消化成分の総称」と定義され、
便秘を予防・改善するなど、さまざまな健康効果があることから、
五大栄養素に次ぐ「第6の栄養素」とも呼ばれるようになりました。
31ページで紹介した難消化性デキストリンも食物繊維の一種です。

Q 食物繊維の健康効果って いつ頃から知られていたの？

A 古代ギリシャの時代です。

食物繊維の歴史は古く、古代ギリシャの時代から、食物繊維を豊富に含む小麦ふすま（小麦粒の表皮部分）
が便秘予防にいいことが知られていました。しかし、エネルギーを産生しないなどの理由で、20世紀に入るまで
は食物繊維としてではなく、「食べ物のカス」として扱われてきました。

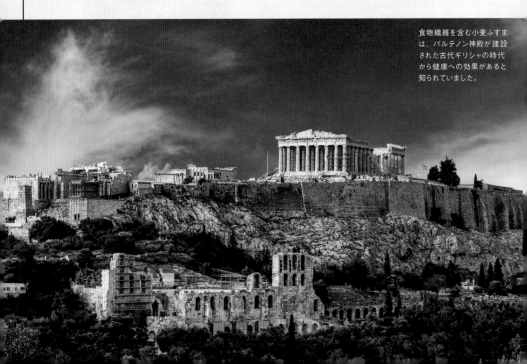

食物繊維を含む小麦ふすま
は、パルテノン神殿が建設
された古代ギリシャの時代
から健康への効果があると
知られていました。

② 食物繊維の健康効果に注目したのは誰？

A コーンフレークの生みの親、ケロッグ博士が先駆けです。

1930年代、「コーンフレークの生みの親」として知られるアメリカのケロッグ博士が小麦ふすまに注目し、便秘や大腸炎の患者に影響があることを確認しました。その後、1970年代にイギリスのバーキット博士が「食物繊維の摂取量が少ないと大腸がんの発症リスクが高くなる」と発表し、食物繊維への注目がさらに高まっていきました。

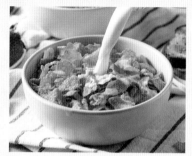

コーンフレークは食物繊維を多く含み、お腹を健康にしてくれます。

③ 食物繊維はエネルギーにはならないの？

A エネルギーも産生されますが微量です。

人は食物繊維を消化する酵素をもっていないので、口から摂取されるとそのまま大腸まで運ばれます。その一部は腸内細菌によって発酵・分解されて短鎖脂肪酸に変化し、体内に吸収されてエネルギーとして使われます。そのエネルギー量は食物繊維の種類によって0〜2kcal/gとばらつきがありますが、糖質に比べてずっと少量でしかありません。

④ 食物繊維の理想的な摂取量は？

A 1日20〜25gが目安です。

厚生労働省による『日本人の食事摂取基準（2020年版）』は、食物繊維の目標量が18〜64歳で1日あたり男性21g以上、女性18g以上とされています。しかし、実際には日本人の平均摂取量は14g程度で、達成できている人は少数です。現代の日本人は慢性的な食物繊維不足といえるでしょう。

1日あたりの食物繊維の摂取基準（推奨） ■女 ■男

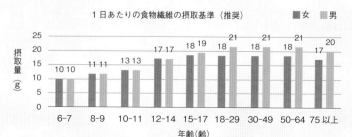

摂取量（g）

年齢（齢）	女	男
6-7	10	10
8-9	11	11
10-11	13	13
12-14	17	17
15-17	18	19
18-29	18	21
30-49	18	21
50-64	18	21
75以上	17	20

※摂取量の数値はすべて以上を推奨

Water-soluble dietary fiber

水溶性食物繊維

日本人に不足しがちだからこそ、意識して摂りたい。

食物繊維は、水に溶けやすい「水溶性食物繊維」と、
水に溶けにくい「不溶性食物繊維」に分類できます。
水溶性食物繊維は粘着性があり、体内でゲル状になって胃腸内をゆっくり移動し、
糖質を消化・吸収するスピードを穏やかにして、
食後血糖値の急激な上昇を防ぎます。
また吸着性があり、小腸でコレステロール（P62）や胆汁酸を吸着して、
体外に排泄するのをサポートしてくれます。

らっきょうの花。らっきょう
は花ではなく球根の部分に
は水溶性食物繊維が豊富に
含まれています。

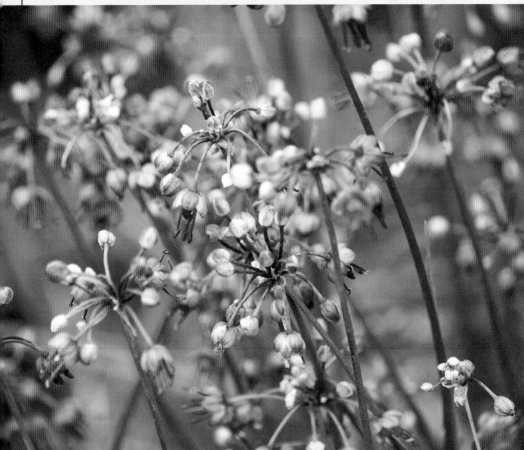

水溶性食物繊維にはどんな種類があるの？

A グアーガム、アガロース、カラギーナン、ペクチンなどがあります。

水溶性食物繊維にはたくさんの種類があり、いくつか特徴の異なるものもあります。豊富に含まれる食材も、種類によって違います。

特徴のある水溶性食物繊維の例

種類	主な特徴	多く含む食品
グアーガム	水に溶かすと高粘度になり、アイスクリームの増粘（粘りをつける）などに使われる。	グアー豆
アガロース	寒天の大部分を占め、食用のほか、生体物質を分離する際のろ過剤や食品添加物に利用される。	寒天
カラギーナン	食品添加物として、液体を固めるゲル化剤、液体分離を防ぐ安定剤、増粘剤に用いられる。	紅藻類

※食物繊維全体の主な特徴としては、糖質の吸収をゆるやかにし、血糖値の急激な上昇を防ぐことが挙げられます。

② 水溶性食物繊維は
たくさん摂取すればいいの？

A 水溶性か不溶性かに偏らないほうがよいです。

水溶性と不溶性のものをバランスよく摂取するのがよいとされています。各種調査によると、日本人の食生活では水溶性のものが不足しがちな傾向にあります。そのため、海藻類や麦類、野菜など、水溶性を含む食べ物を意識して摂る必要があります。

③ 水溶性食物繊維を
摂りすぎるとどうなるの？

A 下痢になってミネラルまで排出してしまうこともあります。

水溶性食物繊維には、便をやわらかくして排便をスムーズにする効果があります。しかし、摂りすぎると、下痢を起こして必要なミネラルまで排出してしまうおそれも出てきます。普段の食事で摂りすぎることは少ないですが、サプリメントの過剰摂取などには注意しましょう。

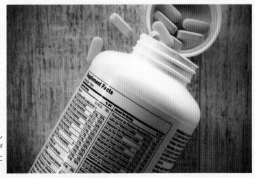

サプリメント剤は不足した栄養素を補うことができますが、摂取量には注意しましょう。

Q

水溶性食物繊維について
もっと教えて！

海藻のもつヌルヌルには栄養素
の食物繊維が、関係しています。

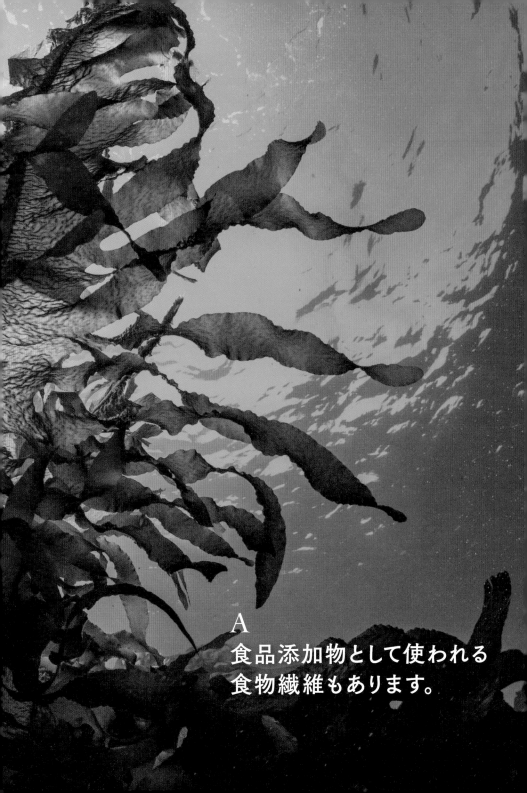

A
食品添加物として使われる
食物繊維もあります。

Inulin

イヌリン

トロトロしていて、水で膨張する特性が体にいい。

イヌリンは、複数の果糖が結合した水溶性食物繊維の一種です。

ごぼう、チコリ、玉ねぎ、菊芋、ニラなどに多く含まれています。

イヌリンは消化されずに腸内へ到達し、善玉菌の栄養源になって腸内環境を整えます。

また、イヌリン摂取によって増加した善玉菌が作り出す短鎖脂肪酸が、腸の運動を促します。

Q イヌリンには、ほかにどんな作用があるの？

A 食後の血糖値上昇の抑制や血中コレステロールを低下させる作用があります。

イヌリンのトロトロした粘性や水を含んで膨張する特性が、食後の血糖値の上昇を緩やかにしてくれます。食後の高血糖の抑制は、糖尿病などの生活習慣病の予防にも役立ちます。また、コレステロールなどの脂質の吸収を抑えて、体外に排泄する特性もあるので、血中コレステロールを低下させる効果も期待されています。

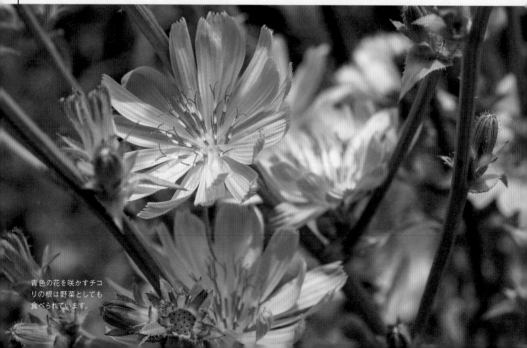

青色の花を咲かすチコリの根は野菜としても食べられています。

Alginic acid

アルギン酸

単体では不溶性、
でも水溶性に変化する。

アルギン酸は昆布やワカメなどに多く含まれる食物繊維です。
単体では不溶性ですが、ナトリウムやカリウムと
塩を作る特性があるためアルギン酸ナトリウムや
アルギン酸カリウムになり、水溶性に変化します。
コレステロール値や血圧を下げる効果が
アルギン酸には期待されています。

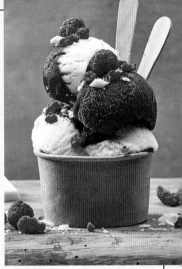

アイスクリームにはアルギン酸ナトリウム
が使われています。

Q 食品添加物によく使われている
食物繊維ってある？

A アルギン酸ナトリウムは多く使われています。

アルギン酸は海藻に含まれる多糖類で、これを工業的に抽出・精製して作られるアルギン酸ナトリウムは食品
添加物として、増粘剤、ゲル化剤、安定剤などとして古くから利用されています。使われている食品としては、身
近なものではアイスクリームやゼリーなどがあります。

★COLUMN3★

ヌメリ成分のフコイダンは食物繊維

もずく、昆布、ワカメといった海藻類の表面を覆うヌルヌ
ル成分がフコイダンで、「フコース」という糖に硫酸基
などがつながった多糖類です。
1900年代の初め頃、スウェーデン人科学者のH・Z・
キリンによって発見されました。アポトーシス誘導作
用によってがん細胞を死滅させる効果があると報告
され、日本でも健康食品として注目されています。
また、日本では沖縄もずくの養殖に成功しています。
もずくには多くのフコイダンが含まれており、沖縄県民
が長寿である秘訣になっているのかもしれません。

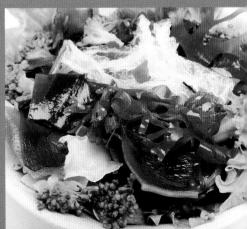

さまざまな海藻を使った
海藻サラダ。

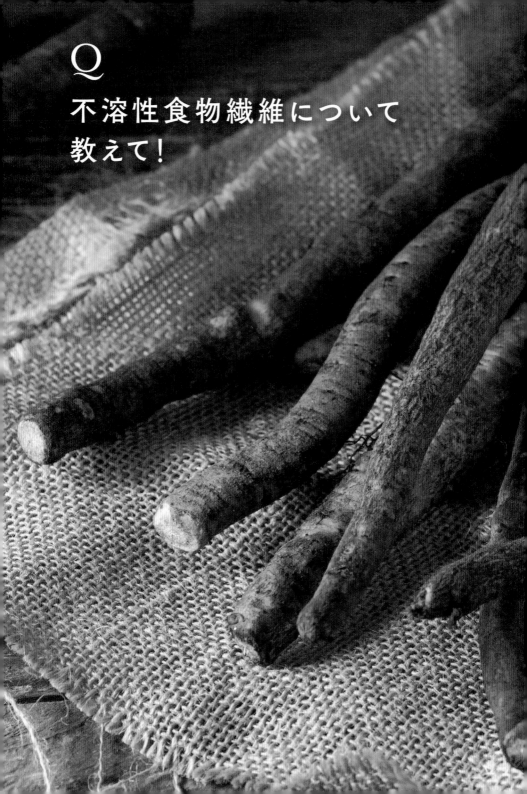

Q

不溶性食物繊維について
教えて！

ごぼうは水溶性と不溶性食物繊維の
どちらも含んでいる食材です。

A
水に溶けにくい食物繊維です。

Water-insoluble dietary fiber

不溶性食物繊維

水分を含むと膨らんで、腸のぜん動運動を活発にします。

不溶性食物繊維は水に溶けにくい食物繊維で、
糸状のものや多孔質のものがあります。
胃や腸で水分を含むと大きく膨らみ、
腸を刺激してぜん動運動を活発にします。
便通がスムーズになって便秘が予防・解消できるほか、
腸内の善玉菌を増やしたり、有害物質の排泄を促したりするので、
大腸がんの予防にも効果があるといわれています。

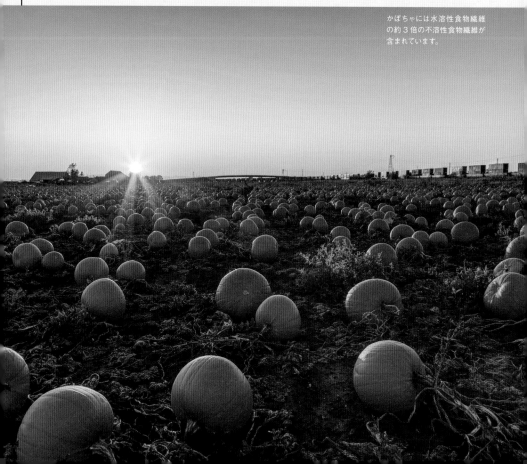

かぼちゃには水溶性食物繊維
の約3倍の不溶性食物繊維が
含まれています。

不溶性食物繊維にはどんな種類がある?

A セルロース、キチン、ヘミセルロースなどがあります。

不溶性食物繊維も水溶性と同じく、複数の種類があります。豊富に含まれる食材も、種類によって異なります。

特徴のある不溶性食物繊維の例

種類	主な特徴	多く含む食品
セルロース	植物の細胞壁の主成分。体内で水を吸収して膨らみ、有害物質を吸着して体外に排泄したりする。	穀類、豆類、ごぼうなど
キチン	飲食品に粘り気をつけるための食品添加物として用いられる。	エビ、カニの殻など

※食物繊維全体の主な特徴としては、糖質の吸収をゆるやかにし、血糖値の急激な上昇を防ぐ作用があります。

 不溶性食物繊維が不足するとどうなる?

A 便秘になりやすくなります。

便の量が減り、排便がスムーズにいかなくなるので、便秘になることが多いです。便秘は悪玉菌の増加につながり、これらの菌から産生される有害物質によって、健康を害することもあります。

Q3 不溶性食物繊維の
含有量が多い食べ物は?

A 大豆、アボカド、ごぼうなどです。

1食あたりの量で計算すると、おから（5.6g／50g）、糸引き納豆（2.2g／50g）、アボカド（1.8g／50g）、ごぼう（1.7g／50g）などに多く含まれています。

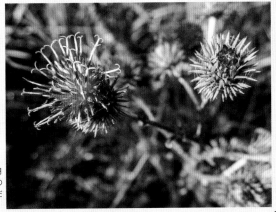

ごぼうが花をつけるのは7〜8月頃。根を野菜として食用にするのは、日本と台湾、朝鮮半島だけだといわれています。

Q

エネルギー量が
多い栄養素ってなに？

A
脂質です。

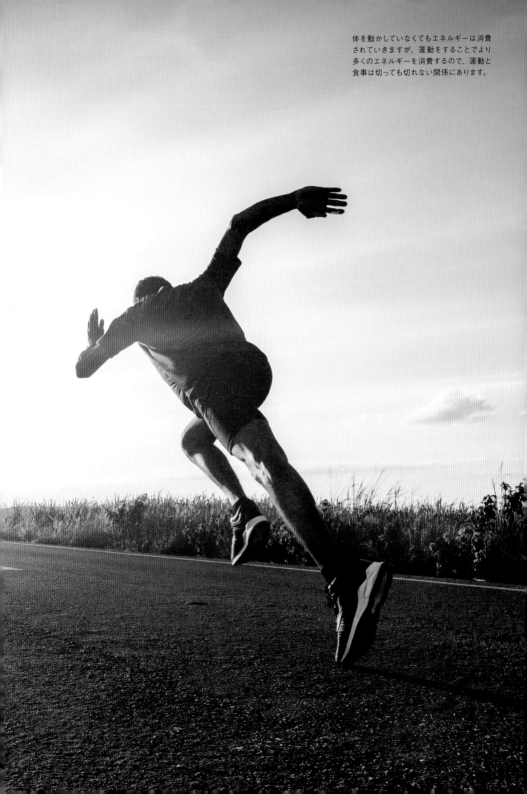

体を動かしていなくてもエネルギーは消費
されていきますが、運動をすることでより
多くのエネルギーを消費するので、運動と
食事は切っても切れない関係にあります。

Lipid

脂質

脂質のエネルギー量は、糖質の倍以上ある。

脂質は、炭水化物やたんぱく質と並ぶ三大栄養素のひとつです。
炭水化物やたんぱく質は1gで4kcalのエネルギーを得られますが、
脂質は1gで9kcalのエネルギーを生み出します。
体内で消費せずに余ったエネルギーは皮下脂肪などに中性脂肪として蓄えられ、
非常用のエネルギー源になったり、体温を一定に保つのに役立ちます。
また、脂質にはコレステロールやリン脂質などの種類もあり、
これらはエネルギー源ではなく、体の構成成分として使われます。

チーズの主成分は脂質と
たんぱく質のふたつです。

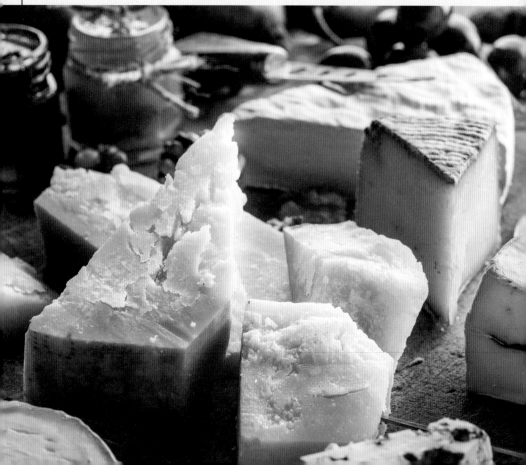

脂質にはどんな働きがあるの？

A 体を動かすエネルギー源となるほかに、
細胞膜の成分にもなります。

人間の体を作る細胞の細胞膜は、脂質の一種であるコレステロールやリン脂質が主成分です。そのため、脂質が不足すると細胞膜が正常に維持できなくなり、細胞が正常に機能しなくなります。

 細胞膜以外にはなにを作るの？

A ホルモンや胆汁酸の原料も脂質です。

男性ホルモンや女性ホルモン、副腎皮質ホルモンなどはコレステロールを原料として作られます。ホルモンは生殖やさまざまな生命活動に必須であり、健康維持に欠かせません。また、脂質の吸収を助ける胆汁酸もコレステロールを原料とし、肝臓で作られています。

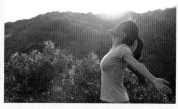

体脂肪で作られるホルモンには、レプチン（満腹を知らせる）、アディポネクチン（動脈硬化を予防）、レジスチン（インスリンの動きを弱める）などがあります。

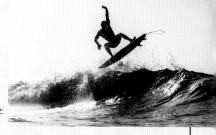

③ 太りそうなので脂質は
摂りたくないのですが？

A 脂質は必要不可欠な栄養素です。

脂質というと「あぶら」の印象が強く、なかには極端に敬遠する人もいます。しかし、脂質はエネルギーになったり、細胞膜やホルモンを構成したりするなど、体を作るのに不可欠な栄養素です。

運動でエネルギーを消費して、しっかりと
脂質も摂れるようにしておくとよいです。

 では、脂質はたくさん摂ったほうがよいの？

A 摂りすぎは、メタボになって生活習慣病を招きます。

脂質は体に必要な栄養素ですが、たくさん摂ればいいというわけではありません。体内で余った分は体脂肪として蓄えられるので、多く摂りすぎると肥満を招いたり、内臓脂肪が増加してメタボリック症候群につながる可能性があり、結果的に生活習慣病の発症リスクが高まります。

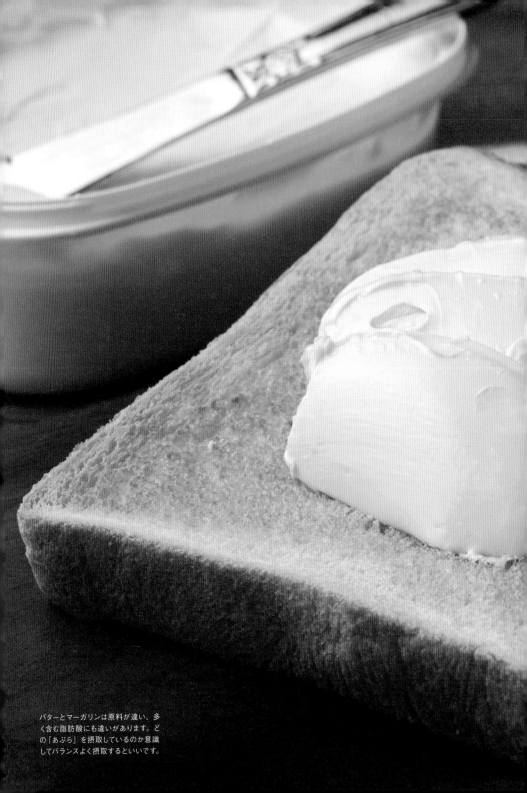

バターとマーガリンは原料が違い、多く含む脂肪酸にも違いがあります。どの「あぶら」を摂取しているのか意識してバランスよく摂取するといいです。

Q
体によい油と悪い油ってあるの？

A
悪者扱いされがちな油はあります。

飽和脂肪酸を摂りすぎると動脈硬化になりやすいなどの理由から、飽和脂肪酸を多く含むラードや牛脂は悪者扱いされがちです。ただ、摂りすぎないように考え、油の種類を考えてバランスよく摂取すれば問題ありません。

Fatty acid

脂肪酸

脂肪を構成する主成分によって、
性質や働きが異なります。

体内に存在する脂質には、中性脂肪やコレステロール、
リン脂質などがあり、そのうちの中性脂肪とリン脂質の主成分になるのが脂肪酸です。
脂肪酸にはさまざまな種類があり、それぞれ性質が異なります。
構造の特徴から大きく「飽和脂肪酸」と「不飽和脂肪酸」に分けらます。

魚の脂には多価不飽和脂
肪酸が含まれています。

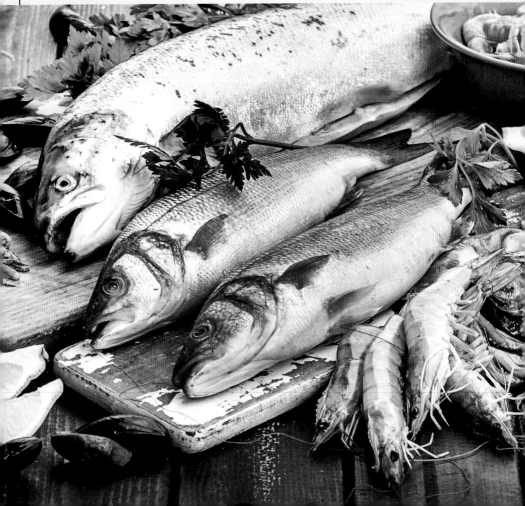

Q1 同じ常温下で固体と液体の油脂があるのはなぜ？

A 安定した構造と不安定な構造の脂肪酸があるからです。

脂肪酸の種類によって性質が異なり、例えば肉の脂身やバターなど、常温でも固体の油には飽和脂肪酸が多く含まれています。これに対し、ごま油やコーン油など植物由来の油は常温では液体のことが多く、不飽和脂肪酸が多く含まれています。

脂肪酸の種類によって固体や液体など、形状に違いがあります

Q2 脂肪酸はどんな構造なの？

A 炭素(C)と水素(H)が手を組んで連なっています

脂肪酸は、基本的に炭素と水素が手を組んだ1本の鎖状の構造をしており、鎖の長さによって、長鎖、中鎖、短鎖の3つに分けられます。また炭素と炭素の間に二重結合がないものが飽和脂肪酸で、安定して固体を維持しやすく、一方、二重結合があるのが不飽和脂肪酸で、構造上、不安定なため液体になりやすくなります。

構造の違いによって液体と固体の変化に違いが出てきます

Q3 最近よく耳にする「中鎖脂肪酸」って？

A 脂肪がたまりにくい油です。

「中鎖脂肪酸」とは、長鎖脂肪酸に比べ脂肪酸の構造の長さが半分くらいの脂肪酸で、腸から吸収されて直接肝臓に運ばれます。長鎖のものと比べ、すばやく分解されて短時間でエネルギーになるので、脂肪としてたまりにくいのが特徴です。

脂肪酸の長さの違い　　　　　　　　　　O 酸素　OH 水素基　C 炭素

短鎖脂肪酸	O OH C C C C
中鎖脂肪酸	O OH C C C C C C C C
長鎖脂肪酸	O OH C C C C C C C C C C C C C C C C

中鎖脂肪酸は長鎖脂肪酸の半分の長さになっています。

Q4 脂質を効率よく摂るにはどうすればいいの？

A 脂肪酸の種類に気をつけましょう。

脂質を上手に摂りたいなら、含まれる脂肪酸の種類に気をつけ、バランスよく摂ることが大切です。例えば、肉類などに多く含まれる飽和脂肪酸は体に蓄積されやすいので、摂りすぎに注意しましょう(→一価不飽和脂肪酸／P58・→多価不飽和脂肪酸／P60)。

飽和脂肪酸、一価不飽和脂肪酸、多価不飽和脂肪酸を3：4：3の割合で摂取するのが理想！

Saturated fatty acid
飽和脂肪酸

融点が高くて常温では固体が多く、動物性食品の脂肪に多く含まれる。

飽和脂肪酸は分子の鎖状の長さでさらに3種類に分類できます。
分子の鎖が長い脂肪酸を「長鎖脂肪酸」、
分子の鎖が半分くらいの脂肪酸を「中鎖脂肪酸」、
分子の鎖が短い脂肪酸を「短鎖脂肪酸」といいます。
豚脂(ラード)や牛脂(ヘット)、バターや生クリームといった乳製品など、
動物性食品の脂肪に多く含まれていて、融点(溶け出す温度)が高いので、
常温に置いておくと固まるものが多いのが特徴です。

① 飽和脂肪酸は植物油にも含まれている?

A ココナッツオイルは飽和脂肪酸を多く含んでいます。

ココナッツオイルは、飽和脂肪酸のなかでも、とくに中鎖脂肪酸を多く含んでいます。中鎖脂肪酸には、免疫力の向上、内臓脂肪の低減、アルツハイマー型認知症の症状軽減などの効果が報告されています。

とくにココナッツオイルは
エネルギーが効率よく消費され、
体脂肪がつきにくいといわれています

② 脂肪を多く含むことがあまり知られていない食品ってある?

A カカオ豆は半分以上が脂肪でできています。

チョコレートの原料となるカカオ豆には
3つの脂肪酸が含まれています。
飽和脂肪酸のパルミチン酸とステアリン酸、
それから不飽和脂肪酸のオレイン酸です。

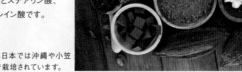

カカオは日本では沖縄や小笠
原諸島で栽培されています。

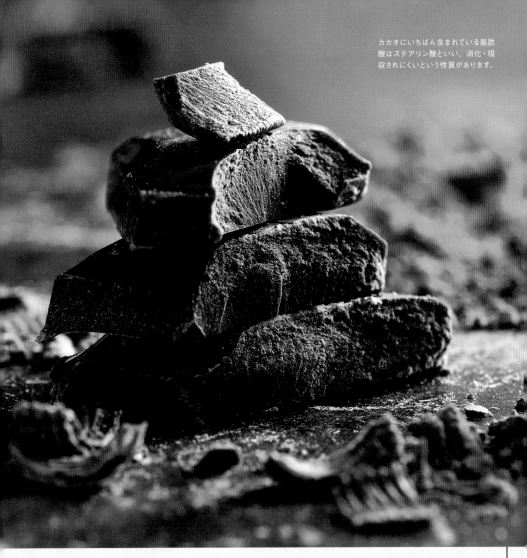

カカオにいちばん含まれている脂肪酸はステアリン酸といい、消化・吸収されにくいという性質があります。

③ 飽和脂肪酸を摂りすぎるとどうなるの？

A 血液中のLDL（悪玉）コレステロールが増加します。

飽和脂肪酸は主にエネルギー源として使われる栄養素ですが、摂りすぎると血液中のLDL（悪玉）コレステロールが増加し、心筋梗塞などの動脈硬化疾患のリスクが高まります。また、余剰分は内臓のまわりにたまり、これがメタボリックシンドロームを招きます。

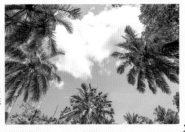

ココナッツの実をつけるココヤシは10～30mほどまで育ち、黄色い花を咲かせたあと実をつけます。

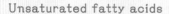

不飽和脂肪酸

体にいい効果をもたらすけれど、摂りすぎには注意が必要。

不飽和脂肪酸は、炭素間に二重結合（不飽和結合）がひとつ以上ある脂肪酸です。
植物油や魚油に多く含まれており、常温では液体の状態です。
体に蓄積しにくいだけでなく、動脈硬化を進行させるLDL（悪玉）コレステロールを
減らすなど、体にいい効果をもたらすとされています。

① 不飽和脂肪酸についてもっと教えて！

A イヌイット族が
心筋梗塞になりづらいところから注目されました。

グリーンランドに住むイヌイット族は日常的に野菜をほとんど摂らず、魚やアザラシなどの肉を食べていました。そこで注目されたのが魚油で、その主成分が不飽和脂肪酸だったのです。

② オリーブオイルとごま油は、味以外にもなにか違いはあるの？

A 脂肪酸の種類が違います。

ごま油は多価不飽和脂肪酸を多く含み、オリーブオイルは一価不飽和脂肪酸を多く含みます。二重結合が1個のものを「一価不飽和脂肪酸」と呼び、2個以上のものを「多価不飽和脂肪酸」と呼びます。

③ 不飽和脂肪酸ならたくさん摂取してもいい？

A あくまで油なので摂りすぎはNGです。

植物性の油は、「健康をサポートしてくれる体にいい油」というイメージがあります。とはいえ、不飽和脂肪酸も1gあたり9kcalのエネルギーを生み出すので、摂りすぎると太ってしまいます。太ると生活習慣病などのリスクが高まるので、適量の摂取を心がけましょう。

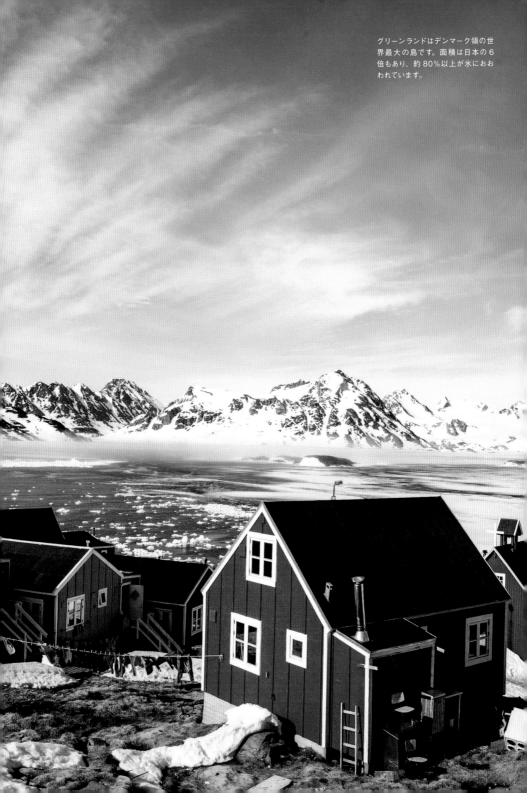

グリーンランドはデンマーク領の世界最大の島です。面積は日本の6倍もあり、約80%以上が氷におおわれています。

Monounsaturated fatty acids

一価不飽和脂肪酸

一価不飽和脂肪酸は、
加熱しても酸化しにくい。

一価不飽和脂肪酸は二重結合がひとつで酸化しにくく、加熱調理に向いています。
LDL（悪玉）コレステロールの増加を抑える働きがあるといわれていますが、
摂りすぎると肥満につながるので、適切な量の摂取を心がけてください。

① コレステロール値を
抑えるいい方法はある？

A 一価不飽和脂肪酸を摂るとよいでしょう。

一価不飽和脂肪酸には、LDL（悪玉）コレステロールを抑える効果があります。

② 一価不飽和脂肪酸は
どんな油に多く含まれるの？

A オリーブ油やキャノーラ油に多く含まれます。

一価不飽和脂肪酸はn-9（オメガ9）系ともいわれ、代表的なものにオレイン酸があります。LDL（悪玉）コレ
ステロールを低下させる一方で、HDL（善玉）コレステロールは低下させません。オレイン酸はオリーブオイル
やキャノーラ油（菜種油）、紅花油、ひまわり油、ナッツオイルなどから摂り入れることができるほか、体内でも合
成されます。

③ オリーブオイルの
特徴ってなに？

A 不飽和脂肪酸のなかでも
加熱に強い点です。

不飽和脂肪酸は基本的に加熱に弱いのですが、オ
リーブオイルは酸化しにくい特徴をもっているので、
加熱調理にも向いています。さまざまな料理で使わ
れるのはこういった理由もあります。

オリーブは油だけでなく実としても調理に
利用され、ビタミンやミネラル、ポリフェ
ノールなどの栄養素も含んでいます。

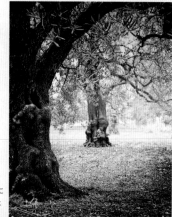

④ Q オレイン酸には、どんな健康効果があるの？

A 動脈硬化を予防します。

オレイン酸にはLDL（悪玉）コレステロールを抑える効果があります。
そのため、動脈硬化や心臓病を予防してくれます。

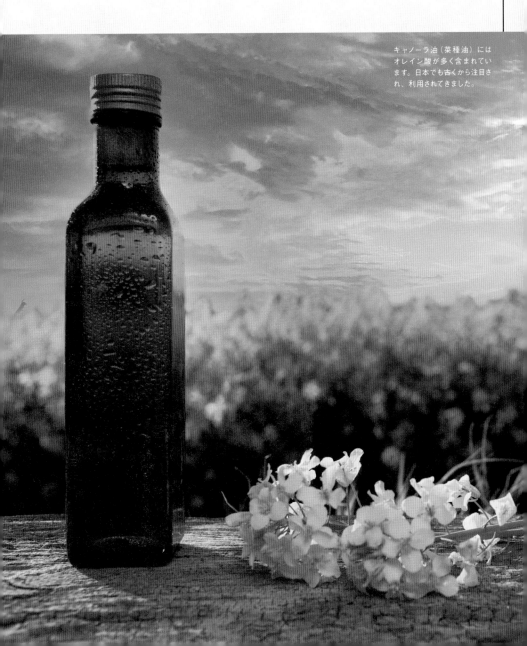

キャノーラ油（菜種油）には
オレイン酸が多く含まれてい
ます。日本でも古くから注目さ
れ、利用されてきました。

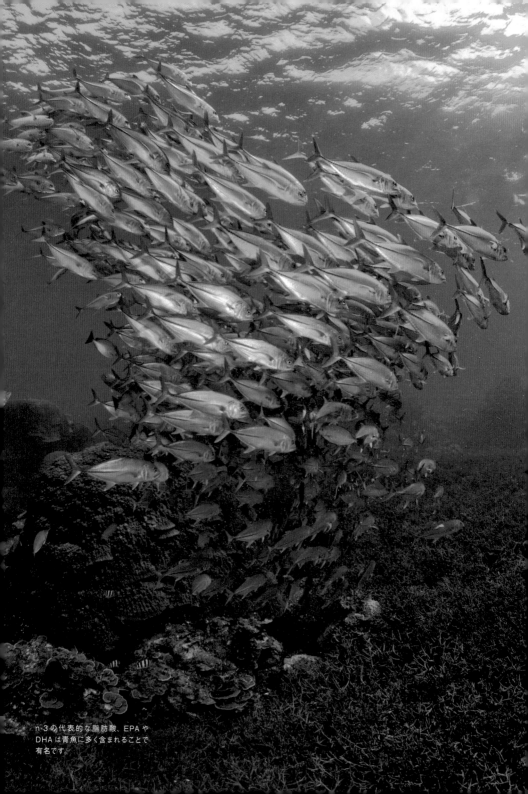

n-3 の代表的な脂肪酸、EPA や
DHA は青魚に多く含まれることで
有名です。

Polyunsaturated fatty acids

多価不飽和脂肪酸

分子の構造によって「n-3」と「n-6」に分類できる。

多価不飽和脂肪酸は炭素の二重結合が2個以上ある脂肪酸で、
加熱すると酸化しやすいのが特徴です。
多価不飽和脂肪酸は二重結合が炭素鎖の何番目の炭素にあるかによって、
n-3（オメガ3）系とn-6（オメガ6）系に分類できます。

① 多価不飽和脂肪酸は何種類あるの？

A 食品に含まれるものは主に5種類です。

n-3系のα-リノレン酸、DHA（ドコサヘキサエン酸）、EPA（エイコサペンタエン酸）、n-6系のリノール酸、アラキ
ドン酸です。

② n-6系とn-3系、どっちが体に大切？

A どちらも大切です。

脂肪酸のなかには必須脂肪酸と呼ばれる、健康維持に必要だけれども体内では作れない脂肪酸があり、n-6
系脂肪酸のリノール酸やn-3系脂肪酸のα-リノレン酸がこれにあたります。

③ n-3系にはどんな健康効果があるの？

A 血液の健康や
脳機能の維持に
作用するとされています。

DHAやEPAは青魚（マグロ、サバなど）に多く含
まれており、血液を固まりにくくしたり中性脂肪を
減らしたり、脳神経系の機能を維持するなどの作
用が報告されています。α-リノレン酸はシソ油や
亜麻仁油などに多く、高血圧を防ぐなどの働きが
あるといわれています。

分類			主な脂肪酸	代表的な食品
一価不飽和脂肪酸			オレイン酸	オリーブオイル・菜種油（キャノーラ油）・牛や豚
不飽和脂肪酸	多価不飽和脂肪酸	n-6系	リノール酸	紅花油（サンフラワー油）・コーン油など
			γ-リノレン酸	食品にはあまり含まれない
			アラキドン酸	レバー・卵白・サザエ
		n-3系	α-リノレン酸	シソ油・エゴマ油
			EPA（エイコサペンタエン酸）	サンマ・マイワシ・ブリ・ウナギ
			DHA（ドコサヘキサエン酸）	サンマ・マグロ（トロ）・ニジマス

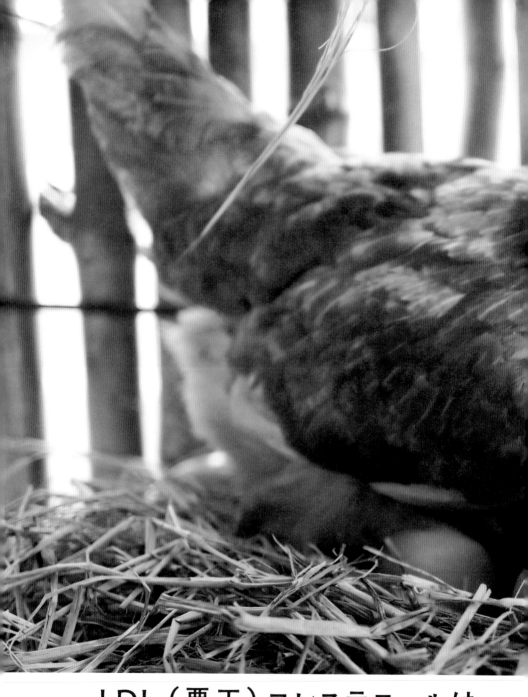

Q LDL（悪玉）コレステロールは
体に悪いの？

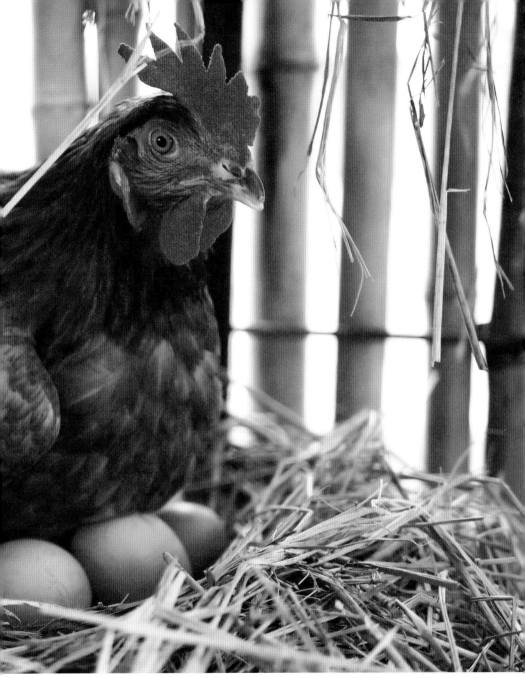

鶏卵はコレステロールを
多く含んでいます。

A 摂りすぎると体によくありません。

余分なコレステロールは動脈硬化の原因になります。

Cholesterol

コレステロール

HDL（善玉）とLDL（悪玉）、
2種類のコレステロールがある。

コレステロールは、細胞膜やホルモンの材料になったり、
脂肪の消化に必要な胆汁の成分である胆汁酸の材料になったりと、
重要な役割を果たしています。
またHDL（善玉）には、全身の細胞から余分なコレステロールを回収し、
肝臓に運ぶという重要な役割があります。

Q 悪玉コレステロールは体に
どんな影響を与えるの？

動脈硬化は心筋梗塞や
狭心症などの心疾患、
脳血管疾患などの
リスクを高めます！

A 動脈硬化のリスクが高まります。

LDL（悪玉）には、肝臓で作られたコレステロールを全身に運ぶ働きがあり、体の維持に大切な役割を果たし
ていますが、増えすぎると酸化し、血管壁にたまって動脈硬化を引き起こします。

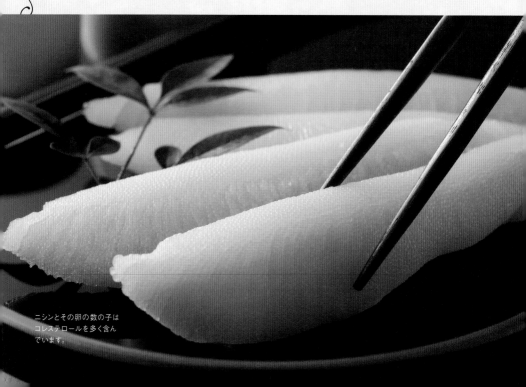

ニシンとその卵の数の子は
コレステロールを多く含ん
でいます。

② 体に必要なコレステロールは どうやって得られるの?

A 食品からの摂取と体内での合成で得られます。

体に必要なコレステロールの8割は、肝臓などで糖質や脂質が分解された物質から合成されています。残りの2割は食事から摂取していて、食事からの摂取量が多いときは体内での合成量が減るので、コレステロールの量は一定に保たれています。

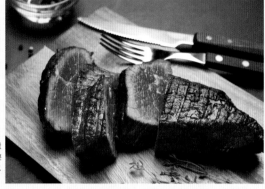

コレステロールは食事からの摂取量によって体内で合成される量は調整されますが、摂りすぎるとバランスが崩れるため注意が必要です。

---

③ コレステロールを多く含む食品は?

A 肉や魚の内臓、卵類などがあります。

コレステロールが豊富なのは、レバーなどの動物の内臓や乳製品、鶏の卵や魚卵といった卵類です。鶏卵を使った菓子類にも多く含まれています。コレステロールを多く含む食品には動物性たんぱく質も多く含まれているので、これらの食品を減らしすぎると、たんぱく質不足になるおそれもあります。とくに高齢者は、高たんぱく質食品の摂取を減らしすぎないように注意が必要です。

④ レバーが大好きですが 食べないほうがよいですか?

A 摂りすぎなければ大丈夫です。

コレステロールは摂りすぎないのが望ましいとされていますが、十分な科学的根拠は存在しません。そのため、厚生労働省による『日本人の食事摂取基準(2020年版)』でも、コレステロールの目標値は示されていません。とはいえ、血液中のLDL(悪玉)が高い人は、食事からのコレステロール摂取を1日200mg未満に制限するのがよいでしょう。

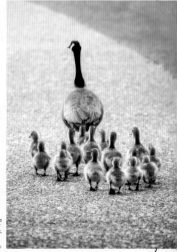

ガチョウやアヒルの肝臓であるフォアグラはコレステロールを多く含んでいます。

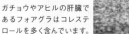

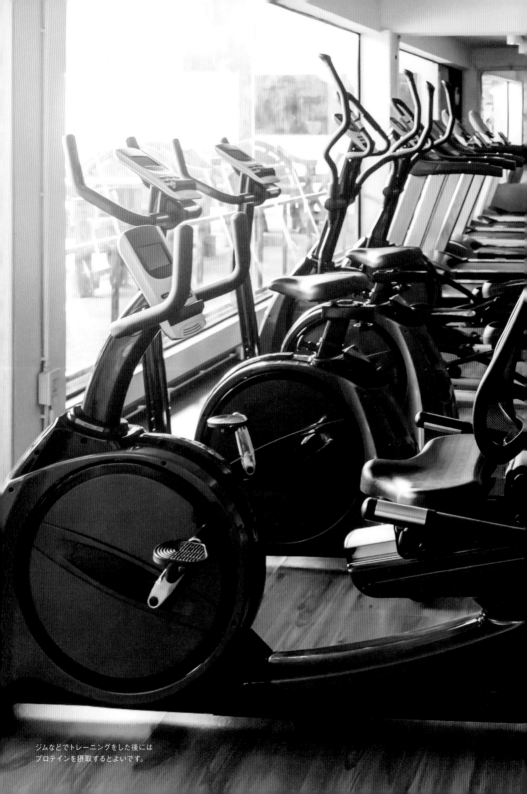

ジムなどでトレーニングをした後には
プロテインを摂取するとよいです。

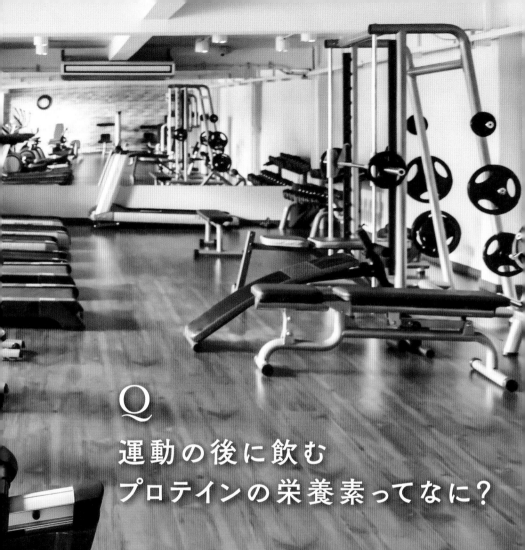

Q

運動の後に飲む
プロテインの栄養素ってなに？

A
たんぱく質です。

たんぱく質は、炭水化物や脂質と並ぶ三大栄養素のひとつです。

Protein

たんぱく質

筋肉や臓器など体を構成する主成分となる栄養素です。

たんぱく質は、アミノ酸（P70）が多数結合した高分子化合物です。
炭素・水素・酸素・窒素などからできています。
たんぱく質の形状や性質は、アミノ酸の種類や量、
配列の順序などによって異なり、数百億から数兆もの種類があります。
人間の体にも約10万種類のたんぱく質があり、
20種類のアミノ酸のさまざまな組み合わせで作られています。

⏻ たんぱく質の働きってなに？

A　筋肉や臓器を作ります。
また、多くの酵素やホルモンもたんぱく質でできています。

たんぱく質は筋肉や内臓、皮膚、爪、髪の毛、骨など、体を作る材料になっており、体重の約20%を占めます。
また内臓が正常に働くためにはホルモンや酵素が必要ですが、これらもたんぱく質でできています。

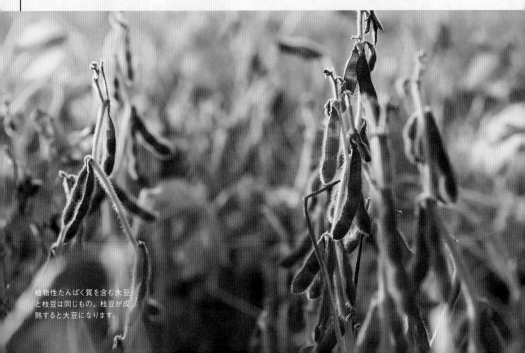

植物性たんぱく質を含む大豆
と枝豆は同じもの。枝豆が成
熟すると大豆になります。

② 「たんぱく質」は英語でどういうの?

A 「プロテイン」です。

英語の「プロテイン(protein)」は、ギリシャ語の「プロティオス(第1のもの)」が由来になっています。筋肉や臓器など、私たちの体の基本はすべてたんぱく質でできているので、「第1のもの」なのです。

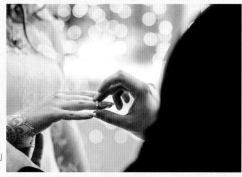

プロテインには「大切なもの」という意味もあります。

③ たんぱく質の構造を教えて!

A アミノ酸が強固につながってできています。

たんぱく質は、アミノ酸が多数結合してできたものです。アミノ酸のアミノ基(NH2)と、もう一方のカルボキシル基(COOH)が脱水縮合した「ペプチド結合」で強固に結びついています。

脱水縮合とは
分子内あるいは
分子間から水分子が
脱離する反応のこと

④ たんぱく質もエネルギー源になるの?

A 糖質や脂質の不足時はエネルギー源にもなります。

糖質や脂質が不足しているときはエネルギー源にもなりますが、たんぱく質の大半は体を作るために使われます。そのため、1日に必要なエネルギーの13〜20%程度をたんぱく質で摂ることが勧められています。

★COLUMN4★

たんぱく質の適切な
摂取量はどれくらい?

男性は1日65g、女性は1日50gが目安です。

厚生労働省の『日本人の食事摂取基準(2020年版)』によると、1日あたりのたんぱく質推奨摂取量は、成人男性が1日65g、女性が1日50gとされています。

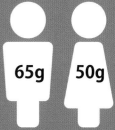

65g 50g

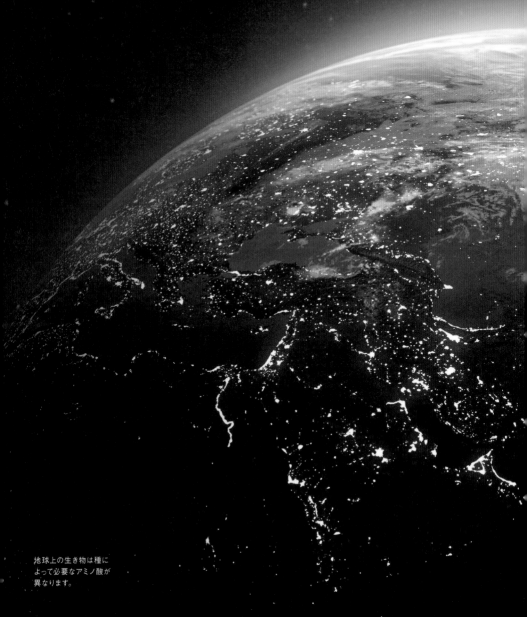

Q
アミノ酸の種類って
どれくらいあるの？

地球上の生き物は種に
よって必要なアミノ酸が
異なります。

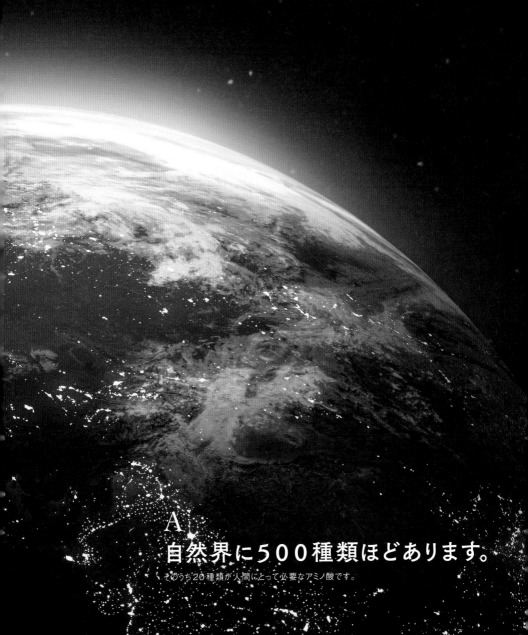

A
自然界に５００種類ほどあります。
そのうち20種類が人間にとって必要なアミノ酸です。

Amino acid

アミノ酸

人体には欠かすことのできない、たんぱく質を構成する材料です。

アミノ酸はたんぱく質を構成する材料で、
何種類もつながることでたんぱく質になります。
自然界には数百のアミノ酸が存在しますが、
人間の体のたんぱく質を構成しているのは20種類です。
食べ物から摂取したたんぱく質は、体内でアミノ酸に分解されてから肝臓に運ばれ、
肝臓や全身の各組織で、臓器や酵素などになるためのたんぱく質として再合成されます。

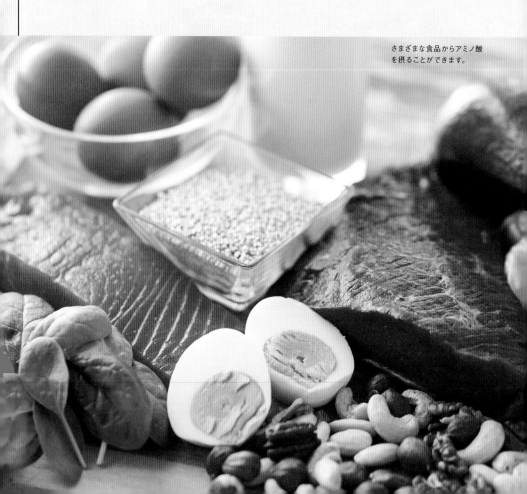

さまざまな食品からアミノ酸
を摂ることができます。

① アミノ酸はいつ発見されたの？

A 1806年にアスパラガスの芽から発見されました。

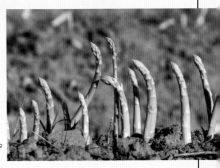

アミノ酸は1806年、フランスでアスパラガスの芽から発見され、「アスパラギン酸」と名付けられました。その後も新しいアミノ酸が次々と見つかり、1935年までにたんぱく質を構成するすべてのアミノ酸が発見されました。

アスパラにはアミノ酸だけでなく、ビタミンB群の葉酸なども含んでいます。

② アミノ酸って味はするの？

A 「うま味」成分のもとになっているものもあります。

アミノ酸にはそれぞれ味があり、なかでもグルタミン酸やアスパラギン酸は、5つの基本味（甘味・酸味・塩味・苦味・うま味）のひとつである「うま味」のもとになっています。グルタミン酸は出汁などに使われる昆布のうま味のもとであり、チーズやトマトなどにも多く含まれています。

③ 食品に記載されている「調味料（アミノ酸等）」ってなに？

A 「グルタミン酸ナトリウム」のことです。

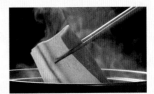

食品の成分表示で見る「調味料（アミノ酸等）」とは、「昆布のうま味を出すためのグルタミン酸ナトリウムを使っている」という意味です。「うま味調味料」とも呼ばれていて、食品衛生法により食品添加物の調味料に分類されています。

昆布出汁のうま味成分にはアミノ酸が関係しています。

④ アミノ酸が役立つ場面ってある？

A スポーツの栄養補給に役立ちます。

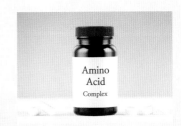

アミノ酸はたんぱく質を消化分解することで得られますが、それには時間がかかってしまいます。しかし、アミノ酸のまま摂取すれば、消化が不要なので吸収が早く、すぐに効果が得られます。そのため、スポーツのように素早い栄養補給が必要とされるときは、アミノ酸の形で摂るのが効果的です。

粉末状にしたプロテインやサプリメントを摂取すると吸収が早くなります。

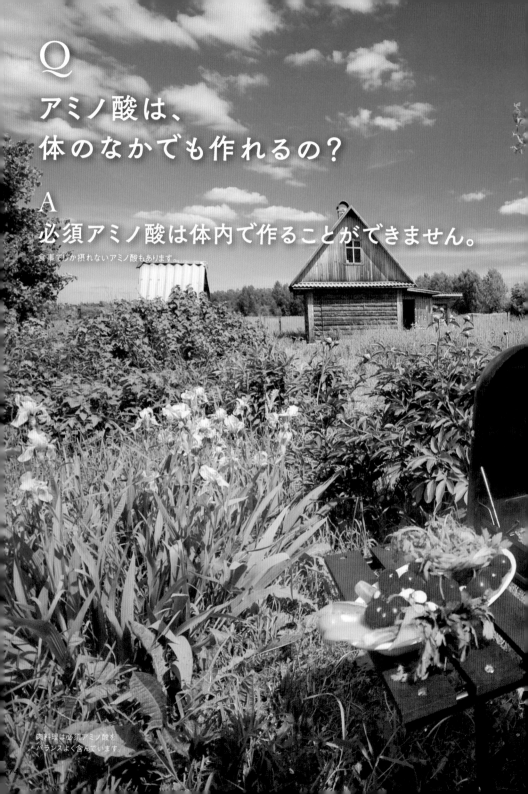

Q

アミノ酸は、
体のなかでも作れるの？

A
必須アミノ酸は体内で作ることができません。

食事でしか摂れないアミノ酸もあります。

肉料理は必須アミノ酸を
バランスよく含んでいます。

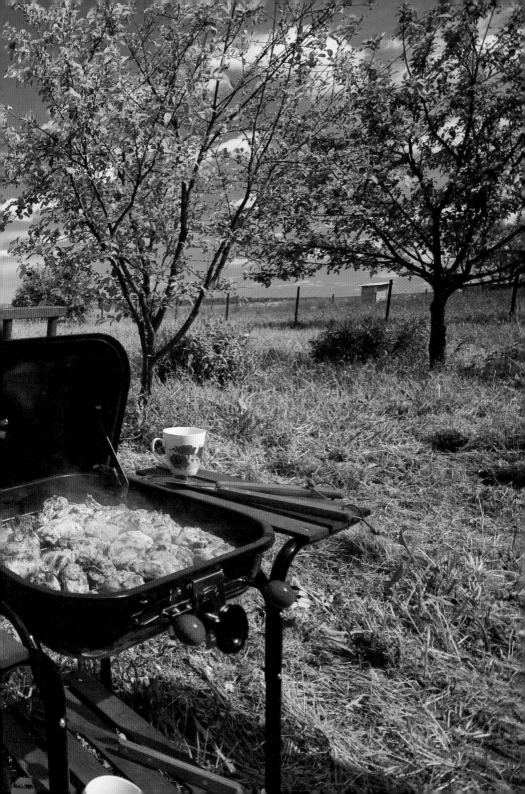

Essential amino acids

必須アミノ酸（不可欠アミノ酸）

体内では合成することができないアミノ酸があります。

人間に必要なアミノ酸20種類のうち、9種類は人間の体内で合成することができません。

これらは食品から摂る必要があり、「必須アミノ酸」と呼ばれています。

筋肉の合成や傷の修復に必要な分枝鎖アミノ酸（バリン、ロイシン、イソロイシン）や、

芳香族アミノ酸（フェニルアラニン、トリプトファン）などが、必須アミノ酸にあたります。

それぞれ健康維持に欠かせないので、必須アミノ酸をバランスよく摂るのが大切です。

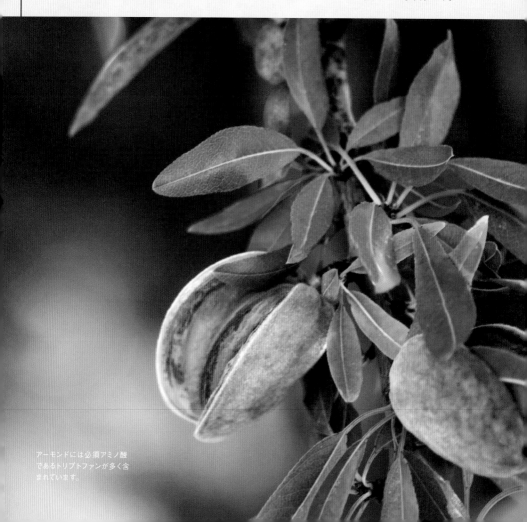

アーモンドには必須アミノ酸であるトリプトファンが多く含まれています。

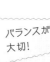 良質なたんぱく質って？

A 必須アミノ酸がバランスよく含まれているたんぱく質のことです。

食事から摂る必要のある必須アミノ酸を、適切な割合で含んでいるのが「良質なたんぱく質」です。単にアミノ酸が多ければよいというわけではなく、不足するものがないほうが、たんぱく質としての栄養的価値は高くなります。

バランスが大切！

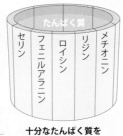
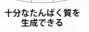

十分なたんぱく質を生成できる

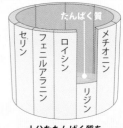

十分なたんぱく質を生成できない

---

② たんぱく質の「質」ってどうやってわかるの？

A 「アミノ酸スコア」をチェックしましょう。

食品に含まれるたんぱく質に必須アミノ酸がどれだけバランスよく含まれているのかを数値で示したのが、「アミノ酸スコア」です。100が満点で、100に近い数値であるほど理想的です。例えば、牛乳や大豆、卵、肉などは9種類の必須アミノ酸がすべて基準量を満たしており、アミノ酸スコアは100になります。

---

③ アミノ酸スコアが100の食べ物をたくさん摂ればOK？

A バランスよく食べるのが大事です。

アミノ酸スコアが高いからといって、そればかりを食べていると栄養バランスが偏ってしまいます。特定の食べ物を摂りすぎると、免疫力の低下や肥満、肝機能障害などを引き起こすおそれもあります。主食・主菜・副菜がそろったバランスのよい献立を基本食にするのが大切です。

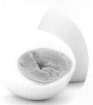
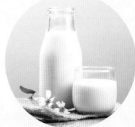
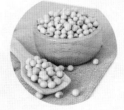

豚肉ロース、牛乳、卵、大豆のアミノ酸スコアは100です。

非必須アミノ酸（可欠アミノ酸）

体内で糖質や脂質から合成できるアミノ酸もあります。

人間のたんぱく質を構成するアミノ酸は20種類です。
そのうち9種類は体内で十分に合成できない「必須アミノ酸（不可欠アミノ酸）」ですが、
残りの約11種類は「非必須アミノ酸（可欠アミノ酸）」と呼ばれ、
体内で糖質や脂質から合成することができます。

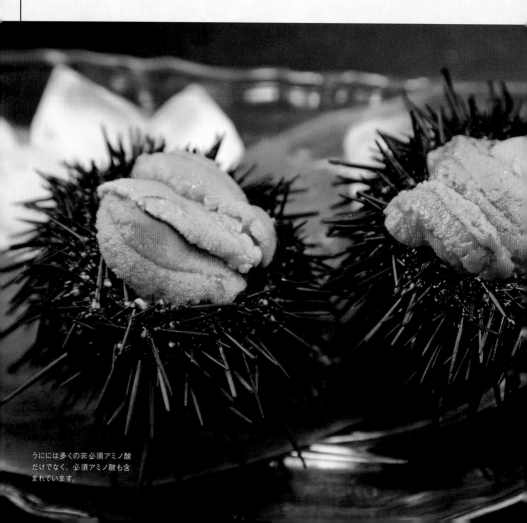

うにには多くの非必須アミノ酸だけでなく、必須アミノ酸も含まれています。

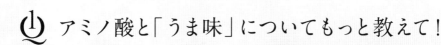

① アミノ酸と「うま味」についてもっと教えて！

A 「うま味」成分のもとになるアミノ酸はいくつか種類があります。

「うま味」成分のもとになるグルタミン酸やアスパラギン酸は非必須アミノ酸で、ほかにもチロシン、システイン、セリン、グリシン、アラニン、アルギニンなどにも味があります。

うま味	・グルタミン酸　・アスパラギン酸
甘味	・グリシン　・セリン　・アラニン　・グルタミン
苦み	・アルギニン　・チロシン　・ロイシン　・システイン

② たんぱく質はたくさん摂っても大丈夫？

A 過剰摂取をすると腎臓に負担がかかります。

たんぱく質は、糖質や脂質のように体内に貯蔵される仕組みがなく、そのため、たんぱく質を過剰に摂取すると尿を作る腎臓に負担がかかるおそれがあります。腎臓が悪い人がたんぱく質の摂取量制限を指導されることがあるのは、腎臓にかかる負担を軽くするためなのです。

③ 非必須アミノ酸には、どんな健康効果があるの？

A 複数の健康効果があります。

アルギニンには成長ホルモンの合成促進や免疫力アップ、グリシンには不眠の改善、アスパラギン酸にはエネルギー源の産生、チロシンには脳機能の向上作用などがあります。種類が多いので、大量に摂取するよりも、バランスよく摂ることが大切です。

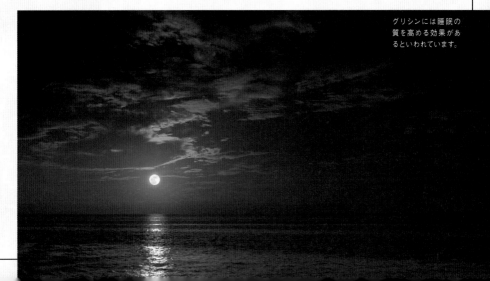

グリシンには睡眠の質を高める効果があるといわれています。

Branched Chain Amino Acid

BCAA

筋肉の合成促進や
持久力アップに効果があります。

「BCAA(Branched Chain Amino Acid)」は3つの必須アミノ酸の総称で、
バリン、ロイシン、イソロイシンを合わせたもので「分枝鎖アミノ酸」とも呼ばれます。
筋肉を構成する必須アミノ酸の30〜40%を占め、筋肉の合成促進や分解抑制のほか、
筋肉中のグリコーゲンを節約するなどして、運動の持久力を高める効果があります。

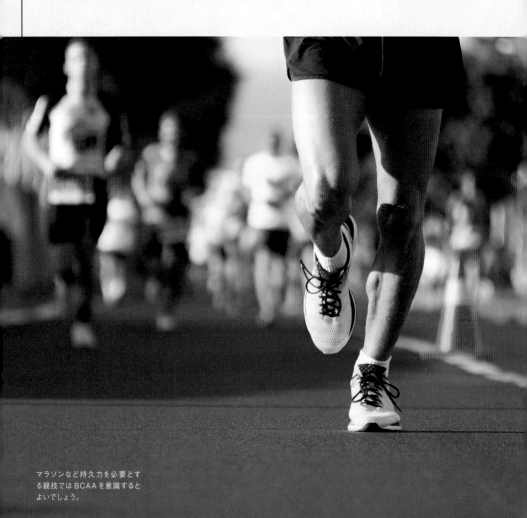

マラソンなど持久力を必要とす
る競技ではBCAAを意識すると
よいでしょう。

Peptide
ペプチド

少数のアミノ酸が結合した
たんぱく質の仲間。

たんぱく質は多くのアミノ酸が結合することでできていますが、
2個から50個程度つながったものは「ペプチド」といいます。
アミノ酸2個のペプチドを「ジペプチド」、3個のプチペドを「トリペプチド」と呼び、
人間のホルモンにはペプチドでできているものが多くあります。

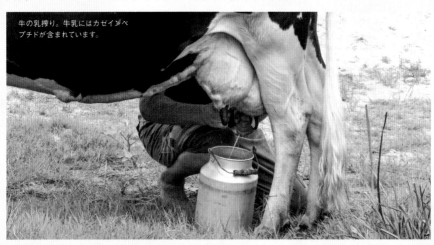
牛の乳搾り。牛乳にはカゼインペ
プチドが含まれています。

★COLUMN5★

体にいいペプチドってなに？

たんぱく質を分解して得られるペプチドのなかには体によ
い作用を示すものがあり、代表的な例としては「カゼイン
ホスホペプチド」「かつお節オリゴペプチド」などがあります。
前者の「カゼインホスホペプチド」は牛乳に含まれるたん
ぱく質の一種。カゼインを酵素で分解した物質て、カルシ
ウムの吸収を助ける働きがあります。後者の「かつお節オ
リゴペプチド」はかつお節から得られるペプチドです。血
圧の上昇を抑える可能性があるとされ、研究が進められ
ています。

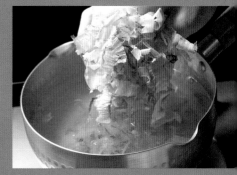
かつお節オリゴペプチドはかつお節から摂れます。

Animal protein

動物性たんぱく質

動物性たんぱく質は、
必須アミノ酸を多く含みます。

たんぱく質は、大きく「動物性たんぱく質」と「植物性たんぱく質」に分けられます。
動物性たんぱく質は、その名の通り動物由来のたんぱく質で、
多くのものが必須アミノ酸をたくさん含んでいます。
そのため、毎日の食べ物からしっかり補給することが大切です。

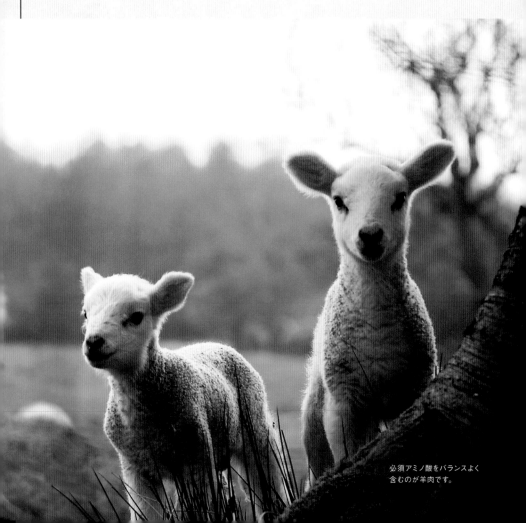

必須アミノ酸をバランスよく
含むのが羊肉です。

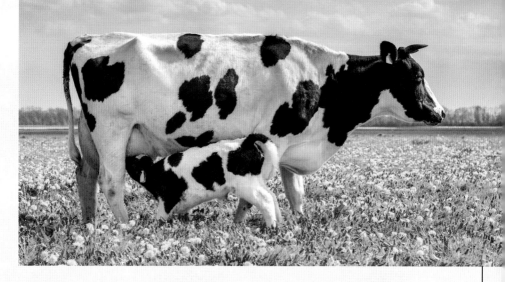

牛は肉だけでなく、牛乳から作られるヨーグルトやチーズなども動物性たんぱく質を含んでいます。

① 動物性たんぱく質が たくさん摂れる食材を教えて！

A 肉類や魚介類のほか、卵、乳製品などです。

肉（牛、豚、鶏、ハムなど）や魚介類（魚、小魚、貝など）、卵（鶏卵、うずらの卵など）、牛乳・乳製品（ヨーグルト、チーズなど）などに、動物性たんぱく質は多く含まれています。

② 「蛋白質」の漢字の由来を教えて！

A 「蛋」は、卵を意味しています。

たんぱく質は漢字で「蛋白質」と書きますが、「蛋」は卵を意味します。卵の白身の主成分がたんぱく質なので、それに由来するといわれています。卵は9つの必須アミノ酸をバランスよく含んでおり、ビタミンやミネラルも豊富です。

③ 動物性たんぱく質を 摂りすぎるとどうなるの？

A 病気になるリスクが上がります。

動物性たんぱく質を多く含む食材には脂質が多いものも多く、食べ過ぎると病気になるリスクが上がります。例えば、動物性たんぱく質を多く含む肉や乳製品は脂質も多く、摂りすぎると肥満につながります。

Vegetable protein

植物性たんぱく質

植物性たんぱく質を多く含む食品は、低脂質&低カロリーのたんぱく源。

植物性たんぱく質は、その名の通り植物由来のたんぱく質のことです。
とくに大豆に多く含まれており、米や小麦にも少量含まれています。
植物性たんぱく質を多く含む食品は、低脂質・低カロリーであるものが多いので、
減量中でもしっかり食べられるという利点があります。

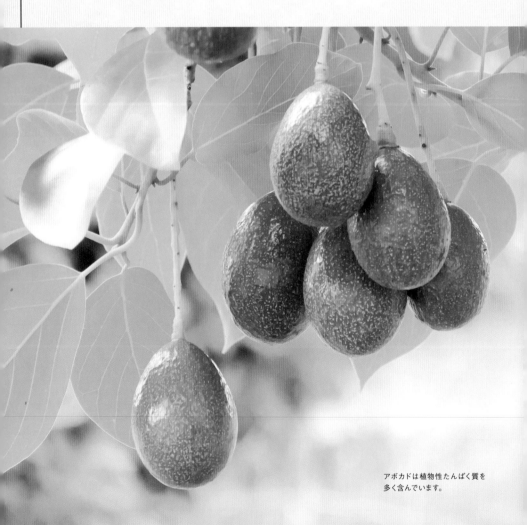

アボカドは植物性たんぱく質を
多く含んでいます。

Q1 大豆が「畑の肉」って 呼ばれることがあるのはなぜ?

A 植物性食品のなかでもたんぱく質の量が多いからです。

大豆製品なら、豆腐や納豆、味噌、豆乳などの加工品でもたんぱく質を摂ることができます。また枝豆も大豆なので、ゆでた枝豆を食べるのもよいでしょう。

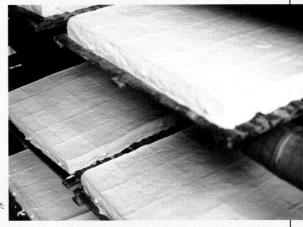

大豆製品は植物性たんぱく質が豊富です。

Q2 植物性たんぱく質の有効な摂り方ってある?

A 動物性たんぱく質と一緒に摂るのがおすすめです。

植物性たんぱく質を含む食品は低脂質・低カロリーなのが魅力ですが、動物性たんぱく質のほうがアミノ酸スコアが高い傾向にあります。動物性たんぱく質と植物性たんぱく質を適度に組み合わせて食べるようにしましょう。

Q3 たんぱく質が不足するとどうなる?

A 免疫力の低下や成長障害につながります。

人体を構成するたんぱく質が不足すると筋肉量が維持できずに、体力が低下したり、疲れやすくなったりします。子どもの場合は、体を作ることができずに成長障害につながります。また高齢者がたんぱく質不足になると、筋肉量や筋力の低下から寝たきりになってしまうリスクが上がります。

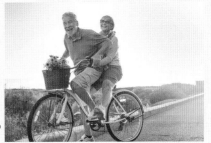

たんぱく質をしっかり摂って体力の低下を防ぎましょう。

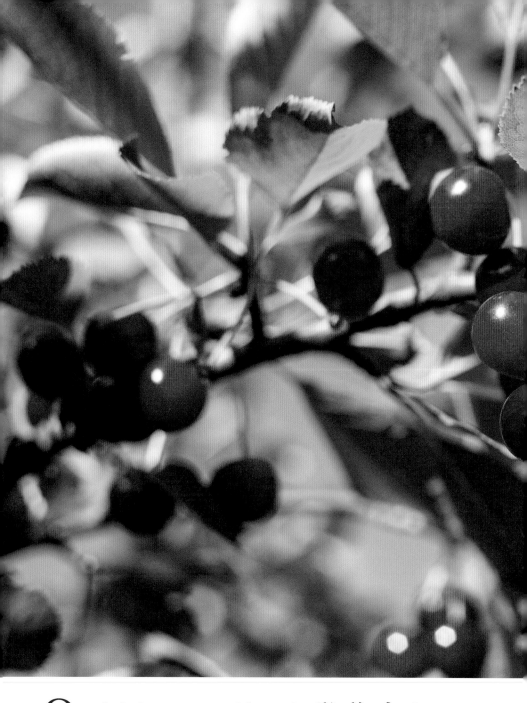

Q ビタミンってどんな栄養素？

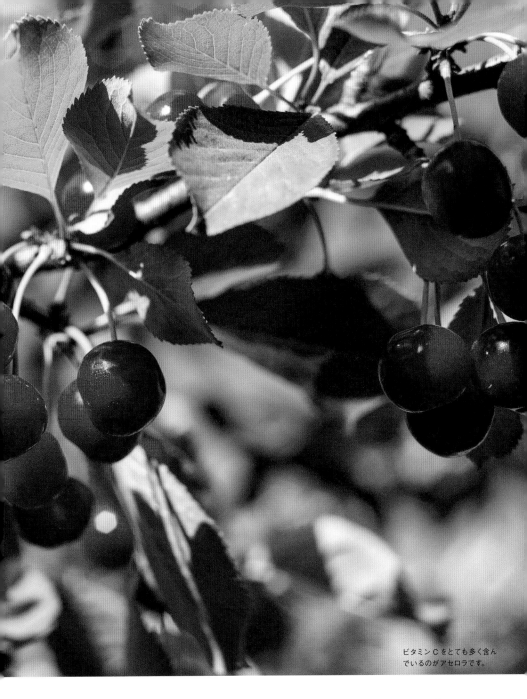

ビタミンCをとても多く含ん
でいるのがアセロラです。

A 体の機能を正常に働かせる栄養素です。

Vitamin
ビタミン

三大栄養素の働きを助けたり、
体の機能を維持してくれたりします。

ビタミンは、エネルギーや体の組織を作るのを助けてくれるほか、
生殖機能や免疫機能といった体の機能を維持する作用があります。
また、血管や粘膜、皮膚、骨などの健康を保ち、新陳代謝を促す働きもあり、
逆に不足すると健康障害を起こすので、
人間にとって必要不可欠な栄養素です。

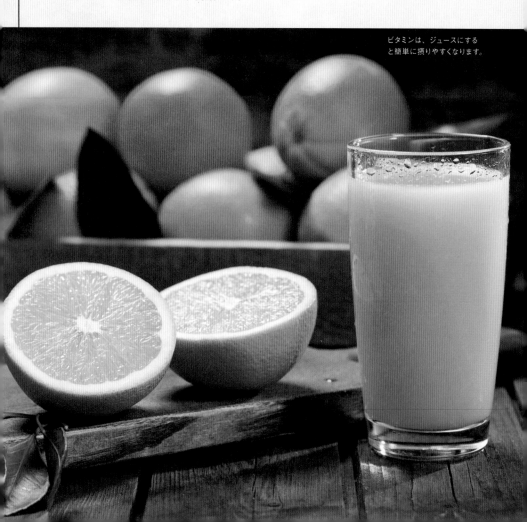

ビタミンは、ジュースにする
と簡単に摂りやすくなります。

ビタミンを最初に
発見したのは誰？

鈴木梅太郎博士は米ヌカが脚気に効果的だと気づいたところからビタミンの発見に至りました。

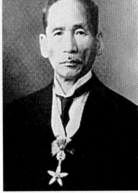

A 鈴木梅太郎という日本人の学者です。

1910年、鈴木梅太郎博士は米ヌカからビタミンを抽出・発見し、「オリザニン」と名付けて論文を発表しました。ところが、日本語の論文は世界に認知されず、同じく米ヌカからビタミンを発見したポーランドのフンク博士によって、「ビタミン」と名付けられてしまいました。

 ビタミンのアルファベットは、
なぜ不ぞろいなの？

A 後にビタミンでないとわかったものが除外されたからです。

ビタミンは発見された順番にアルファベットがつけられましたが、ビタミンFのように、後からビタミンでないとわかったものは除外されました。また、ビタミンGやHのように、後の研究でビタミンBのグループになったものもあります（G→B2、H→ビオチン）。

 ビタミンは何種類あるの？

A 全部で13種類あります。

ビタミンは体内で合成できないので、野菜や魚、肉、果実類といった食品から摂り入れる必要があります。
人体に必要なビタミンは全部で13種類あり、油に溶けやすい「脂溶性（A・D・E・K）」と、水に溶けやすい「水溶性（B群・C）」に分けることができます。

★COLUMN6★

13種類のビタミンその主な効果

 ビタミン一覧表

	ビタミン	効果
脂溶性	ビタミンA	目の角膜や視力を正常に保ちます。
	ビタミンD	カルシウムの吸収を手助けし、骨や歯を健康に保ちます。
	ビタミンE	抗酸化作用があり、がんや老化を防止してくれます。
	ビタミンK	血液の凝固に関与しています。
水溶性	ビタミンC	抗酸化作用があるほか、コラーゲンの生成を助けてくれます。
	ビタミンB1	糖質をエネルギーに変えるのを助けてくれます。
	ビタミンB2	栄養素の代謝を助けてくれます。
	ビタミンB6	アミノ酸の代謝を促進してくれます。
	ビタミンB12	赤血球の生成を助けてくれます。
	ナイアシン	ビタミンB2と同様に栄養素の代謝を助けます。
	葉酸	造血作用に関係するほか、胎児の正常な成長を助けます。
	パントテン酸	糖質や脂質を分解する際のエネルギー代謝に関わっています。
	ビオチン	ほかのビタミンB群と同じく、皮膚を健康に保ちます。

Vitamin A

ビタミンA

目の健康を維持してくれる
大切な栄養素がある。

ビタミンAは脂溶性ビタミンの一種で、粘膜や皮膚を正常に保つ働きがあります。
外界の病原菌などが体内に侵入するのを防いでくれるので、体全体の免疫力を高めます。
また、目が光を感じるのに必要な網膜の色素を作るので、目の健康も支え、
暗いところにあるものを見えやすくしたり、視力低下を防いだりもします。

脂溶性ビタミンってなに？

A　文字通り脂に溶けるビタミンです。

脂溶性ビタミンには、脂に溶けやすく、水に溶けにくい性質があります。体内では肝臓に貯蔵されるので保存
がききますが、摂りすぎると頭痛や吐き気といった過剰症を起こすおそれも出てきます。通常の食事で過剰摂
取することはあまりないですが、サプリメントなどで大量に摂る場合には注意が必要です。

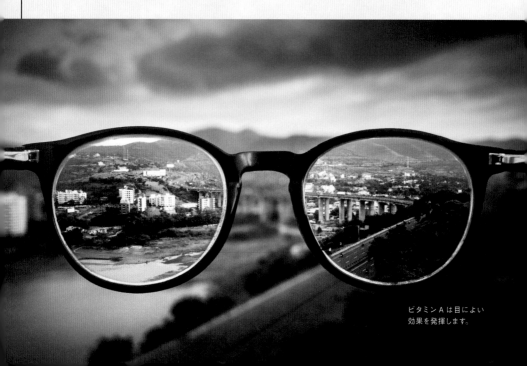

ビタミンAは目による
効果を発揮します。

② ビタミンAを効率よく摂るには？

A 植物性由来のものは油脂と一緒に摂りましょう。

ビタミンAには、動物性由来の「レチノール」と植物性由来の「β-カロテン」(P148)があります。レチノールはそのままでも体内で効率よく吸収されますが、β-カロテンはやや吸収されにくいので、脂に溶けやすい性質を利用して、油脂と一緒に摂るとよいでしょう。

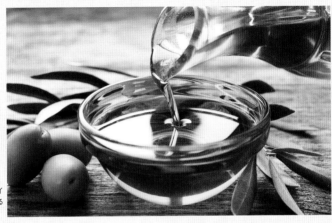

β-カロテンは、オリーブオイルなどの油と一緒に摂取するとよいでしょう。

③ ビタミンAはどんな食べ物に多く含まれているの？

A レバー類が断トツです。

牛や豚などのレバー類、うなぎ、アンコウの肝にはレチノールが多く含まれており、体内に入るとビタミンAとして働きます。また、植物性由来のβ-カロテンは、にんじんや春菊、ほうれん草などに多く含まれています。

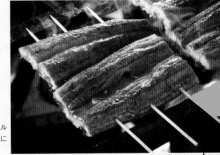

うなぎにはレチノールが含まれており、肌によいとされています。

④ ビタミンAが不足するとどうなるの？

A 粘膜の乾燥や夜盲症を引き起こします。

のどや鼻の粘膜が乾燥して風邪をひきやすくなるほか、胃腸の粘膜が傷つきやすくなって消化不良を起こす場合もあります。また、暗い場所で物が見えにくくなる夜盲症になる危険性もあります。小さな子どもでは、角膜乾燥症から失明に至るおそれもあり、注意が必要です。

Vitamin D

ビタミンD

人体のカルシウムにとって、
欠かせないビタミンです。

ビタミンDはカルシウムの吸収・代謝を助け、骨や歯の形成、成長促進に必要です。
食べ物から摂ったビタミンDは、肝臓と腎臓で「活性型ビタミンD」になり、
小腸でカルシウムやリンの吸収に必要なたんぱく質の合成を助けます。
また、血液中のカルシウムを骨に運び込み、カルシウムが骨に沈着するのを助けます。

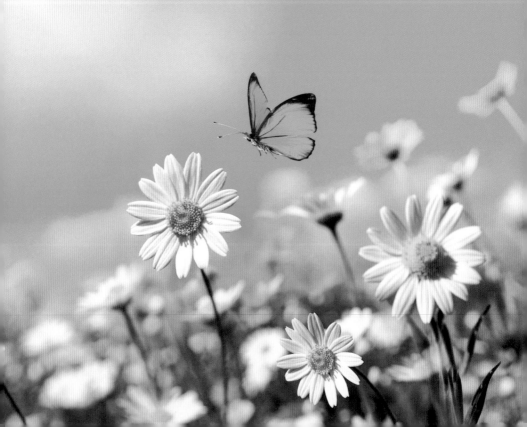

日光を浴びることで
も、体内でビタミンD
が生成されます。

① ビタミンDは食事以外でも摂れるって本当？

A 日光に当たると得られます。

人間の皮膚には、日光の紫外線によってビタミンDを生成する働きがあります。そのため、日光浴をすることで、体内でビタミンDが合成されます。食事での摂取と合わせて適度な日光浴をするとよいでしょう。

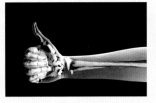

カルシウムの吸収と代謝を助けるビタミンDは骨を形成するのに必要な栄養素です。

② ビタミンDを多く含む食べ物を教えて！

A 魚介類やきのこ類に多く含まれています。

魚介類（アンコウの肝、サケなど）やきのこ類（きくらげ、しいたけなど）に多く含まれているビタミンDは脂溶性なので、動物性食品（魚介など）から摂ると吸収率が高まります。植物性食品（きのこ類など）から摂る場合は、油を使った調理をすると吸収しやすくなります。

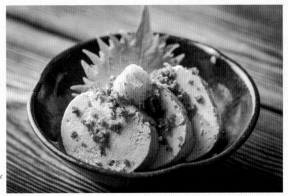

アンコウの肝にはビタミンDが多く含まれています。

③ ビタミンDの役割ってなに？

A 血液中のカルシウム濃度を調整します。

血液中のカルシウムには、神経伝達や筋肉の収縮などに関わる役割があるので、常に一定の濃度を保つ必要があります。ビタミンDにはカルシウム濃度を調整する役割もあり、カルシウムが足りなくなると、腸管からカルシウムの吸収を促します。

④ ビタミンDが不足するとどうなるの？

A 骨軟化症や骨粗しょう症の原因になります。

ビタミンDが不足するとカルシウムが骨に沈着しにくくなり、骨軟化症や骨粗しょう症の原因になります。乳幼児は骨の成長障害が起きる、くる病になるおそれもあります。逆に、摂りすぎると、高カルシウム血症による全身の倦怠感や食欲不振などが起きることもあります。

Vitamin E

ビタミンE

「若返りのビタミン」と、
呼ばれることがある。

シミやシワが増えるなどの体の老化現象は、
酸化で体内に過酸化脂質が作られ、細胞が傷つくことで生じます。
ビタミンEは、自ら酸化されることで過酸化脂質の生成を抑え、
細胞の老化を防ぐことから、「若返りのビタミン」とも呼ばれています。
ほかにも、血液中のLDL（悪玉）コレステロールの酸化を抑えて、
動脈硬化を予防するなどの効果があります。

① ビタミンEについてもっと教えて！

A 細胞膜を
守ってくれます。

ビタミンEは脂質に溶けるので、細胞
膜の脂質（不飽和脂肪酸）の部分
に入り込んで細胞膜を守るといわれ
ています。酸化ストレスによって細胞
膜が傷ついた細胞をビタミンEで処
理すると、細胞膜が修復されたという
研究もあります。

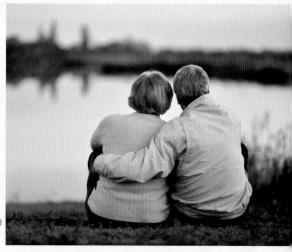

ビタミンEは老化を防
いでくれます。

② ほかにもビタミンEの健康効果はある？

A 肩こりや冷え性を改善してくれます。

ビタミンEには、毛細血管を広げて血行をよくする働きがあるので、血行障害から生じる肩こりや頭痛、
冷え性などの改善効果が期待できます。また、ビタミンEは副腎や卵巣から分泌されるホルモンのバラ
ンスも調整してくれます。

Vitamin K

ビタミンK

腸内細菌で合成される、
「止血のビタミン」。

ビタミンKは「止血のビタミン」とも呼ばれます。
ケガをして出血や内出血を起こしたときに
血液を固めて止めるのを助ける作用があります。
また、骨にある細胞を活性化して骨ができるのを助けるため、骨を丈夫にしてくれます。
ビタミンKにはたくさんの種類がありますが、
人間にとって重要なのはビタミンK1（フィロキノン）と、K2（メナキノン類）です。

① ビタミンKが不足するとどうなるの？

A 新生児は欠乏症になる場合もあります。

ビタミンK2は体内の腸内細菌で合成されるので、不足の心配はほとんどありません。ただし新生児には腸内細菌が少ないので、成人のようにビタミンKを十分に作ることができません。ビタミンKが欠乏すると頭や腸のなかで出血することもあるため、新生児検診のときにはビタミンKを投与します。

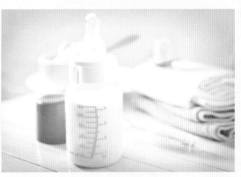

腸内細菌の少ない新生児は、ビタミンKを十分に作ることができません。

② ビタミンKを摂るのに
よい食べ物は？

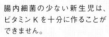

植物の葉緑素で作られるビタミンK1や微生物の発酵で生成されるビタミンK2もあります

A 納豆がおすすめです。

納豆にはビタミンKが豊富に含まれており、なおかつ納豆菌が腸内でビタミンKを合成するので、骨の健康をサポートしてくれます。日本人は欧米人に比べると慢性的にカルシウムが不足していますが、骨折が少ないのは納豆を食べる習慣があるからともいわれています。

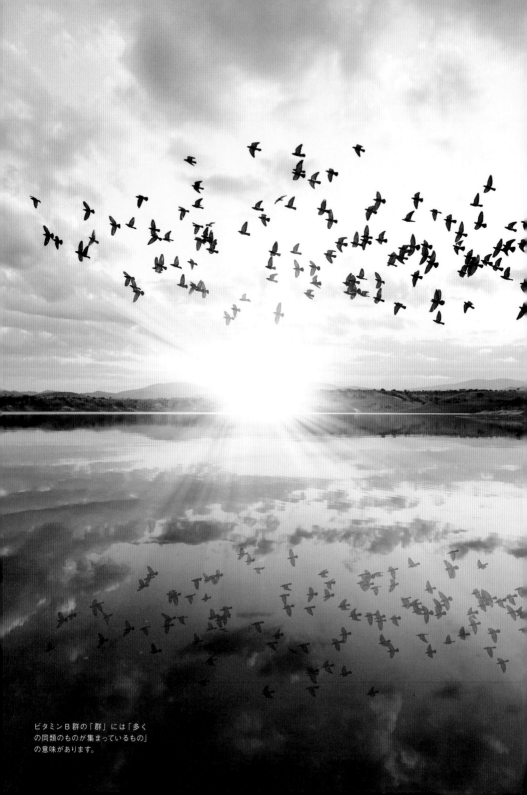

ビタミンＢ群の「群」には「多く
の同類のものが集まっているもの」
の意味があります。

Vitamin B complex

ビタミンB群

働きが似ているからまとめられた 8種類のビタミンの総称。

B1・B2・B6・B12・ナイアシン・パントテン酸・葉酸・ビオチン、
この8種類のビタミンの総称が「ビタミンB群」です。
水に溶けやすく(水溶性)、三大栄養素の代謝をサポートする働きがあります。
それぞれ似たような働きをするので、「群」としてまとめられています。
「ビオチン」「葉酸」のように化合物名で呼ばれるものもありますが、
基本的には数字で区別されています。

水溶性ビタミンってなに?

A 水に溶けやすく、油脂に溶けにくいビタミンです。

水に溶けやすいので、たくさん摂っても体内には蓄積されず、排泄されてしまいます。そのため、毎日の食事でこまめに摂る必要があります。ゆで汁や煮汁に溶け出しやすく、熱で損失しやすいという特徴があります。

数字に欠番があるのはなぜ?

A ビタミンではないとわかったからです。

ナイアシンは「B3」、パントテン酸は「B5」、ビオチンは「B7」、葉酸は「B9」とも呼ばれます。一方で、後の研究でビタミンでないことが判明したものは除外されたので、ビタミンB群には欠番(B4・B8・B10・B11)があるのです。

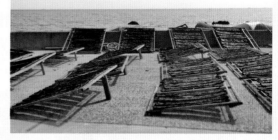

海苔やわかめなどの海藻には多くの葉酸が含まれています。

Vitamin B1

ビタミンB1

集中力や記憶力の低下は、ビタミンB1不足が原因かも。

食事から摂取された糖質はブドウ糖として吸収され、
酵素の働きで分解されエネルギーに変わりますが、
このときに補酵素として働くのがビタミンB1です。
摂取エネルギーの約半分をご飯などの糖質から摂る日本人にとって、
ビタミンB1は欠かせない栄養素です。
不足するとエネルギーが足りなくなって脳や神経の働きが悪くなり、
イライラして集中力や記憶力が低下します。
また、手足の末梢神経が働かず、運動能力が落ちる場合もあります。

補酵素とは
酵素の働きを
助けるための物質です。

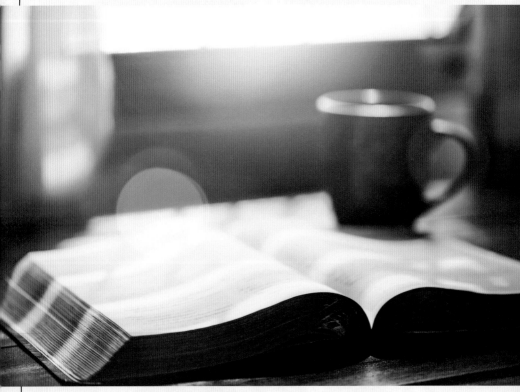

勉強をするときはビタミンB1を意識的に摂るとよいかもしれません。

① ビタミンB1にはどんな健康効果があるの？

A 疲労回復に役立ちます。

ビタミンB1が不足すると糖質の代謝が悪くなりエネルギーが
足りなくなって疲れやすくなります。ビタミンB1はエネルギーを
作るのを助けるだけでなく、疲労物質をエネルギーに変えるサ
ポートもするので、疲労やストレスを解消させる効果があります。

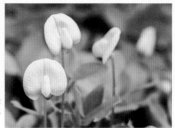

落花生はビタミンB1を多く含んでいま
す。花が落ちたところに実をつけたよう
に見えるため落花生といいます。

---

② ビタミンB1が不足するとどうなるの？

A 「脚気（かっけ）」になるおそれもあります。

ビタミンB1が不足すると、食欲不振や肩こり、めまい、下肢のしびれ感、
息切れ、動悸などが起こりやすくなります。さらに慢性的に不足すると、
心不全や末梢神経障害をきたす「脚気」になる可能性があります。

ビタミンB1が
発見されるまでは、
脚気は「死病」として
おそれられていました

---

③ いまではもう脚気になる心配はない？

A 偏った食生活をしていると危ないかもしれません。

糖質が多いにもかかわらずビタミンB1が含まれていない食品が出てきたこ
とで、脚気になる人が完全にいなくなったわけではありません。また、アル
コールの分解にもビタミンB1を消費するので、飲み過ぎるとビタミンB1が
不足しがちになり、病気の原因にもなります。

清涼飲料水、甘い菓子、
インスタント食品ばかりの
食事には要注意!

---

④ ビタミンB1の上手な摂り方を教えて！

A 「豚肉＋アリシン」がおすすめです。

ビタミンB1は豚肉やハム、うなぎなどに多く含まれています。ね
ぎ類やにんにく、ニラなど、アリシン（P154）を含む食べ物を加
えるとビタミンB1の吸収率がアップします。穀類では胚芽に
豊富なので、主食を玄米や胚芽米、全粒粉パンにするとビタミ
ンB1が効率よく補給できます。

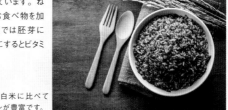

雑穀は白米に比べて
ビタミンが豊富です。

Vitamin B2
ビタミンB2

脂質をエネルギーに変えて、
体の成長を助けてくれる。

三大栄養素（炭水化物・脂質・たんぱく質）を分解してエネルギーに変える反応を
補酵素としてサポートしてくれるのがビタミンB2です。
脂質を代謝するときに多く消費され、
体内で脂質が酸化してできる過酸化脂質の分解も助けるので、
動脈硬化や心筋梗塞などを予防してくれます。
また、体を構成する細胞の新陳代謝を促進する作用もあるので、
「発育のビタミン」とも呼ばれています。
レバーや魚介類（青魚、うなぎなど）、乳製品などに多く含まれているビタミンです。

 ビタミンB2が不足するとどうなるの？

A 肌荒れや口内炎などが起きやすくなります。

ビタミンB2が不足すると髪や皮膚などの新陳代謝が低下し、肌荒れや口内炎、口角炎、髪のパサつ
きなどが起こりやすくなります。また、目の充血や眼精疲労が発生するような場合もあります。そのため、
日頃からしっかり摂取するのが、美容キープの秘訣ともいえます。

 ビタミンB2はどうやって発見されたの？

A 牛乳から
発見されました。

ビタミンB2は20世紀前半、アメリカの研
究者によって牛乳から発見され、「ラクト
フラビン」とも呼ばれています。6～7歳
の子どもの場合、牛乳コップ1杯（200g）
で1日の推奨量の約3分の1が摂取で
きます。ビタミンB2には光に当たると変
質しやすいという特徴があります。

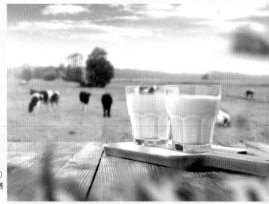

コップ1杯の牛乳（200g）
でビタミンB2は0.3mg摂
取することができます。

Niacin

ナイアシン

「B3」と呼ばれたこともある
アルコール分解に必要なビタミン。

ナイアシンは元の名前が「ビタミンB3」だったことから、
ビタミンB群では3番目に列記されることもあります。
体内ではNAD(ニコチンアミドアデニンジヌクレオチド)や
NADP(ニコチンアミドアデニンジヌクレオチドリン酸)という物質として存在し、
三大栄養素(炭水化物・脂質・たんぱく質)を
エネルギーに変えるときの補酵素として役立ちます。

① ナイアシンにはどんな作用があるの?

A アルコールを分解して無毒化します。

アルコールが分解すると、頭痛や吐き気などの原因となる「アセトアルデヒド」という物質になります。アセトアルデヒドがさらに分解されると無毒な物質になりますが、その過程で補酵素として働くのがナイアシンです。お酒を飲みすぎるとナイアシンが不足し、二日酔いになりやすくなります。ちなみにナイアシンは肉類やたらこ、カツオなどに多く含まれています。

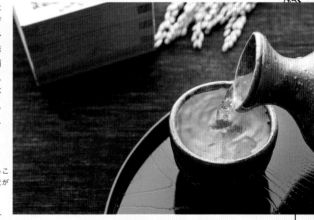

アルコールが分解されることで頭痛や吐き気の症状が起こります。

② ナイアシンが不足するとどうなる?

A 「ペラグラ」という皮膚病を起こすおそれもあります。

ナイアシンが不足すると、皮膚炎や嘔吐、肝機能障害などが起きやすくなり、極端に不足すると「ペラグラ」という皮膚病を発症する場合があります。とうもろこしを主食とする国で起きやすい病気で、悪化すると皮膚病のほか、胃腸の機能低下や下痢、神経障害などが起きます。

ビタミンB6

6番目のビタミンBは、
たんぱく質の代謝をサポート。

食品から摂ったたんぱく質はアミノ酸に分解され、
皮膚や爪、筋肉などを作るたんぱく質に再合成されます。
ビタミンB6は、そこでアミノ酸の代謝を補酵素としてサポートします。
細胞の生まれ変わりが激しい子どもにとっては大事なビタミンです。
不足すると貧血や肌荒れ、吹き出物、口内炎が起きやすくなるほか、
神経障害や皮膚炎のリスクも高まります。

① ビタミンB6を効率よく摂取するには？

A 加工品よりも鮮度のよいものがおすすめです。

ビタミンB6は、魚や肉などの動物性食品に多
く含まれています。加熱や光に弱く、水に溶け
やすいので、加工品よりも鮮度のよいものを食
べたほうがいいでしょう。ビタミンB6はたんぱく
質（アミノ酸）の代謝を助ける性質があり、たん
ぱく質と一緒に摂るのがおすすめです。

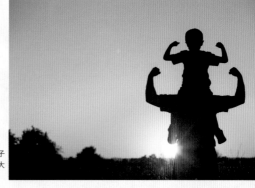

ビタミンB6は、子
どもにとって特に大
切な栄養素。

② ビタミンB6にはどんな効果があるの？

A つわりの症状を軽減してくれます。

つわりは、必須アミノ酸のひとつである「トリプトファン」の代謝が上
手くいかないことで起こるともいわれています。ビタミンB6はその代
謝を促す作用があるので、つわりの症状を軽減するとされます。

月経前症候群（PMS）を
軽減する作用もあります。

Vitamin B12

ビタミンB12

「赤いビタミン」は、赤血球の生成をサポートする。

ミネラルの一種であるコバルトを含む
ビタミンB12は「赤いビタミン」とも呼ばれます。
葉酸と協力して赤血球の生成をサポートし、
悪性貧血の発症を防ぎます。
また、脳や神経の細胞に入り込み、
修復や合成を助けて
神経機能を維持・改善してくれます。
基本的に動物性食品に含まれているため、
ベジタリアンの人はビタミンB12が
不足しがちになるので注意しましょう。

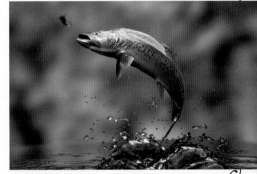

ビタミンB12はマスやサケなどの赤身の魚に多く含まれています。

Folate

葉酸

赤血球の生成を助けて、DNA合成の補酵素としても働く。

ビタミンB12とともに
赤血球の生成を助ける栄養素で、
貧血予防の効果もあります。
また、新しい細胞が合成されるとき、
細胞の遺伝情報が詰まったDNAを
合成するための補酵素としても働きます。
レバーやほうれん草、
ブロッコリーなどに豊富ですが、光や加熱に弱く、
酸化しやすいので、含まれた食品を
購入したらすぐに冷蔵庫や冷暗所で保存し、
新鮮なうちに食べるようにしましょう。

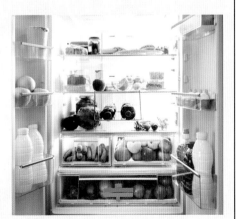

葉酸は光や熱に弱いので、冷蔵庫でしっかり保存するとよいでしょう。

パントテン酸

エネルギー産生を助けて、
ストレスをやわらげてくれます。

「パントテン酸」の語源は「どこにでもある」という意味のギリシャ語で、
さまざまな動物性・植物性食品に含まれています。
体内で「コエンザイムA」という補酵素の構成成分になり、
三大栄養素（炭水化物・脂質・たんぱく質）の代謝をサポートしてくれます。
また、抗ストレス作用がある副腎皮質ホルモンの生成を助けたり、
心臓や血管の病気を予防するHDL（善玉）コレステロールを増やしたりする作用があります。

Q パントテン酸の効率のよい
摂り方を教えて！

A ゆでるときは加熱方法を工夫しましょう。

水に溶ける性質があり、モロヘイヤやカリフラワーに含まれるパントテン酸はゆでると流出してしまいます。
流出を抑えたいなら、少ない湯でゆでるか、電子レンジで加熱するなどの工夫が必要です。調理の際は、
成分が溶け出た煮汁ごと食べられるスープなどがおすすめです。

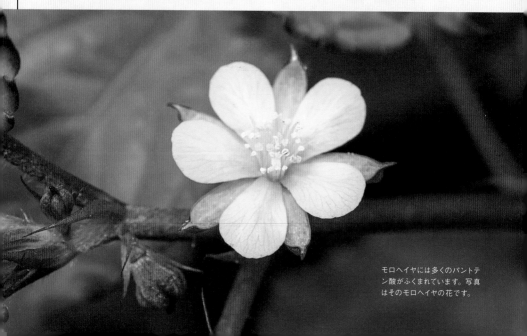

モロヘイヤには多くのパントテ
ン酸がふくまれています。写真
はそのモロヘイヤの花です。

Biotin

ビオチン

皮膚と関係の強いビタミンで、 「H」と呼ばれることもある。

ビオチンはビタミンB群の一種で、
「皮膚」を表すドイツ語の「Haut」にちなんで「ビタミンH」とも呼ばれます。
皮膚や爪、髪の健康維持に役立つほか、
皮膚炎の原因のひとつである「ヒスタミン」を抑える働きがあり、
アトピー性皮膚炎の症状をやわらげる作用もあります。

① ビオチンはどんな食べ物に含まれているの?

A 種実類や大豆製品に含まれています。

落花生やアーモンドなどの種実類や、
納豆やみそなどの大豆を発酵させた
食品に多く含まれています。また、卵
黄やレバー、きのこ類にも豊富です。
水溶性ビタミンですが、水に溶け出し
にくい栄養素です。

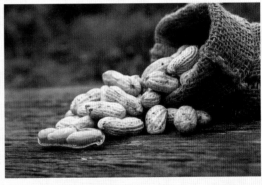

殻つきの状態を落花生、
殻を取った状態をピーナッ
ツと呼んでいます。

② ビオチンが不足するとどうなるの?

A 脱毛や皮膚炎、湿疹などの症状が表れます。

ビオチンは、体内で腸内細菌によって合成されるビタミンです。そのた
め、不足の心配はあまりないのですが、不足すると髪が抜けたり、皮膚
炎や湿疹が増えるほか、無気力、疲労感などの症状が表れます。

腸内細菌のバランスが
崩れると、ビオチンの合成量が
減ってしまうので要注意!

Q

ビタミンCには、黄色くて
酸っぱいイメージがあるけれど?

A
緑色のブロッコリーや赤ピーマンなどにも
たくさん含まれています。

黄色で酸っぱいレモンのイメージが強いのかもしれませんが、ビタミンCの色は無色で、
酸っぱい味の正体はクエン酸によるところが大きいです。

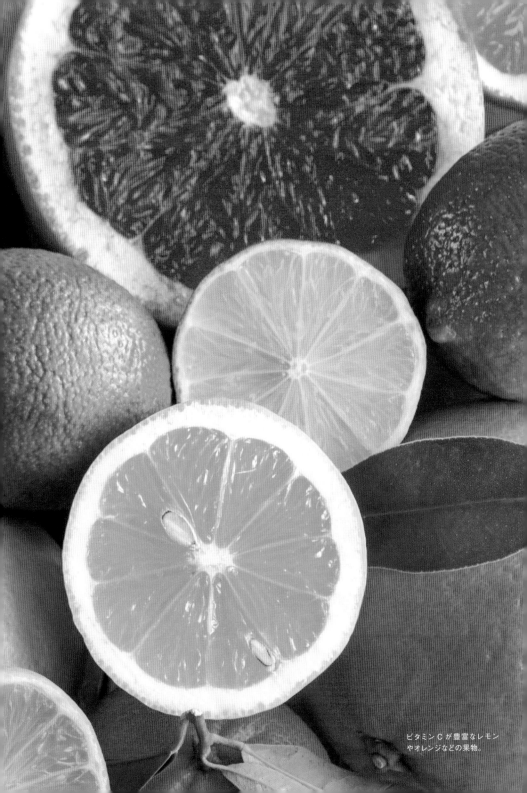

ビタミン C が豊富なレモン
やオレンジなどの果物。

Vitamin C

ビタミンC

毎食こまめに補給したい、老化を防ぐ「美容ビタミン」。

ビタミンCは体内でもっとも多く働くビタミンで、
皮膚や骨などの維持に役立つことで有名なコラーゲンの生成をサポートしてくれます。
また、抗酸化力が強く、老化の原因になる活性酸素の働きを抑えます。
メラニン色素の生成を抑えて、日焼けを予防するほか、
ウイルスや細菌と闘う白血球の働きを強化し、病気に対する免疫力をアップさせてくれます。

1 ビタミンCを効率よく摂取するには？

A 毎食こまめに補給しましょう。

ビタミンCは2〜3時間で排泄されるので、一度に多く摂るよりも、毎食こまめに補給したほうがよいでしょう。「水に溶けやすい」「加熱すると壊れやすい」「光や空気によって酸化しやすい」などの特徴があるので、新鮮なうちに食べきるのが大切です。

2 ビタミンCを多く含む食品は？

A 野菜や果物、いも類などです。

パプリカなどの野菜、アセロラなどの果物、じゃがいもなどのいも類に豊富です。同じ野菜でも、旬の時期のほうがビタミンCの含有量が多く、いも類に含まれるビタミンCはデンプンで守られているなど、食品によって特徴があります。

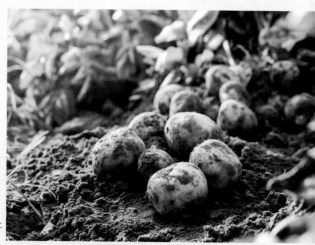

いも類のなかではじゃがいもに
多く含まれています。

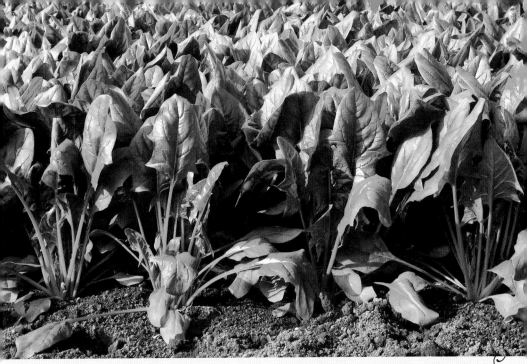

ほうれん草と一緒にビ
タミンCを摂ると鉄を
しっかり吸収できます。

ビタミンCのよさをもっと教えて！

A 鉄の吸収の効率をよくしてくれます。

鉄は貧血予防の効果が高い栄養素ですが、ほうれん草などの植物性食品に含まれる「非ヘム鉄」は吸収されにくいという特徴があります。しかし、ビタミンCと一緒に摂ることで「ヘム鉄」に変わり、腸内で吸収されやすくなります。

葉酸やビタミンB12と
一緒に摂ると、
貧血予防になります

④ ビタミンCについてもっと教えて！

A 喫煙は大敵です。

タバコを吸うと、腸壁からのビタミンCの吸収率が低下するうえ、体内でビタミンCが破壊されてしまいます。適量のビタミンCを摂取後、利用されないまま尿中に排出されるビタミンCの割合は、非喫煙者では約10％ですが、喫煙者では約30％にもなるとの報告もあります。

喫煙によってビタミンCの吸
収率が下がるので気をつけま
しょう。

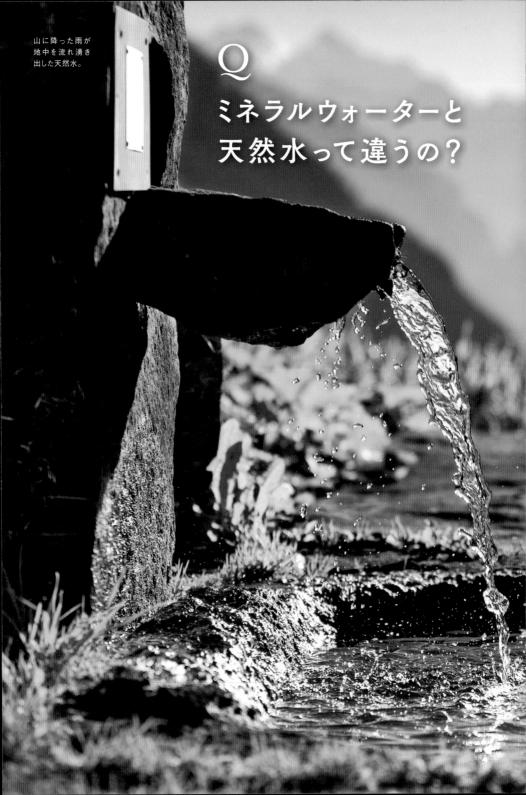

山に降った雨が
地中を流れ湧き
出した天然水。

Q

ミネラルウォーターと
天然水って違うの？

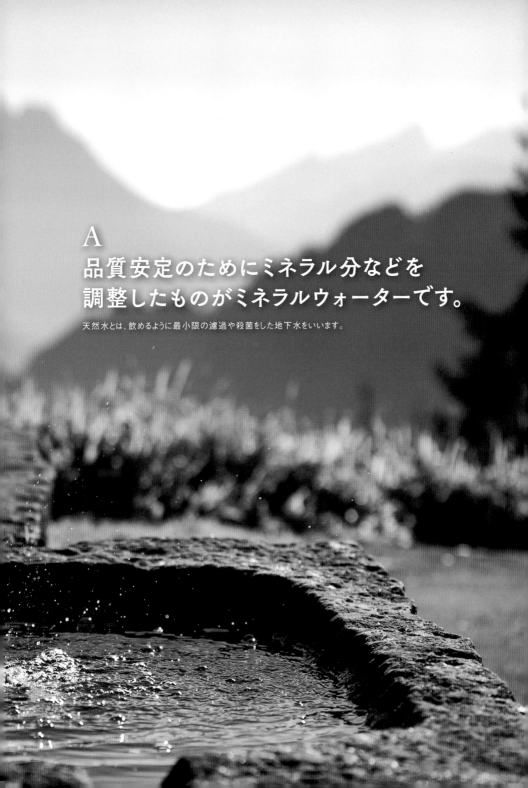

A
品質安定のためにミネラル分などを
調整したものがミネラルウォーターです。

天然水とは、飲めるように最小限の濾過や殺菌をした地下水をいいます。

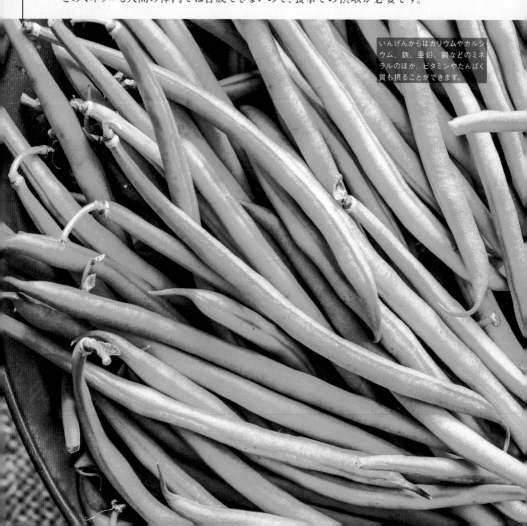

Mineral

ミネラル

体内では合成できないから、
食事から摂取するしかない。

人体の約4%は、ミネラル（無機質）で構成されています。
栄養素として不可欠なものを「必須ミネラル」と呼び、現在は16種類あります。
このうち13種類が、厚生労働省によって摂取基準が示されています。
体内の量が多いものは「多量ミネラル」、少ないものは「微量ミネラル」に分類でき、
どのミネラルも人間の体内では合成できないので、食事での摂取が必要です。

いんげんからはカリウムやカルシ
ウム、鉄、亜鉛、銅などのミネ
ラルのほか、ビタミンやたんぱく
質も摂ることができます。

Q.1 ミネラルは、ビタミンとは違うの?

A ミネラルは無機物、ビタミンは有機物です。

ビタミンもミネラルも同じ微量の栄養素ですが、ビタミンがいくつかの元素からなる有機物であるのに対し、ミネラルは単一の元素のまま存在する無機物です。例えば、鉄なら鉄のまま栄養素として利用されます。

生物の体内で
作り出されるものは
有機物です

Q.2 ミネラルはどんな働きをするの?

A 体の健康維持に役立ちます。

骨や歯、血液などを作る成分になるほか、体内をよい状態に保つため、体液のpH（物質の酸性・アルカリ性の度合いを示す数値）や浸透圧を調節します。ほかにも、神経の伝達がスムーズに行われるようにしたり、筋肉の収縮が正常に行われるようにしたりする働きがあります。

Q.3 ミネラルは、すべて
体の健康維持に役立つの?

A 有害なミネラルもあります。

ミネラルはその性質や密度により、非金属・軽金属・重金属のいずれかに分類されます。このなかには、体に必要なマグネシウムや亜鉛などもあれば、体に害を及ぼす水銀やヒ素、鉛など含まれます。

ミネラルである鉄などは、栄養素でもあり、金属でもあります。

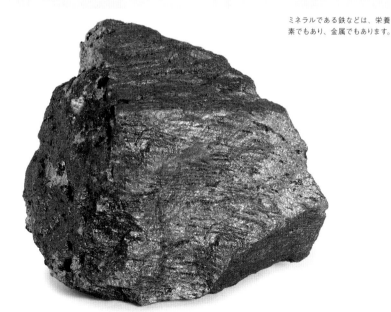

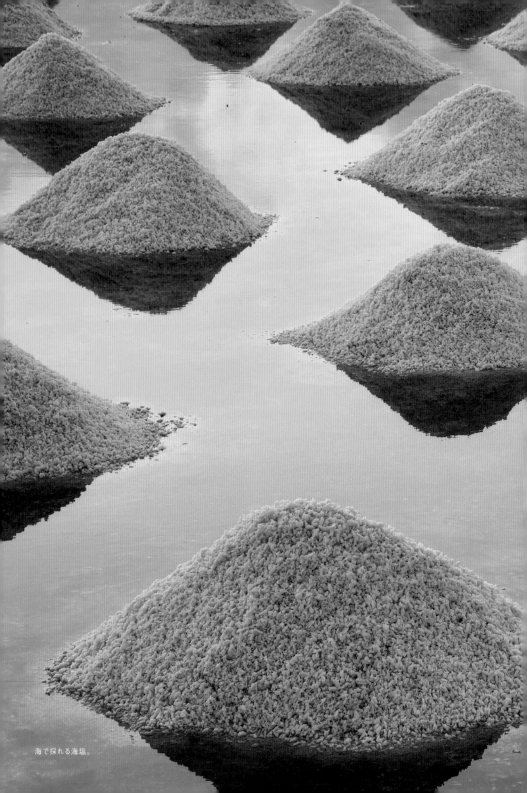

海で採れる海塩。

Sodium

ナトリウム

「ポンプ」と呼ばれる機能で、
細胞内外の水分量を調節。

人の体液は細胞外液と細胞内液からなり、ナトリウムは細胞外液に多く含まれています。
細胞内液に多く含まれるカリウムとともに、細胞内外の水分量を調節しています。
人の体は細胞内外のナトリウム量を一定に保つために、
「ナトリウムポンプ」という調節機能によって
ナトリウムを細胞外へ排出するとともに、細胞外のカリウムを細胞内に取り込んでいます。

① ナトリウムには、どんな効果があるの?

A 筋肉や内臓の働きを正常に保ちます。

ナトリウムとカリウムが細胞を出入りすると微量の電気信号が発生し、筋肉を正常に収縮・弛緩させます。心臓などの内臓も、同じしくみで動いています。また、ナトリウムとカリウムが細胞を出入りすることで、神経が情報を全身に伝える役割も果たしています。

② 食塩ってなにでできているの?

A ナトリウム(Na)と塩素(Cl)です。

私たちが普段食べる食塩の主成分はナトリウム(Na)と塩素(Cl)が結合した「塩化ナトリウム(NaCl)」で、精製塩は99%以上が塩化ナトリウムです。精製度が低い自然塩には、ほかのミネラルも含まれています。

③ ナトリウムを摂りすぎるとどうなるの?

A 高血圧や生活習慣病の原因になります。

大部分が塩として摂取されるナトリウムは、しょうゆなどの調味料や加工食品などに多く含まれており、基本的に推奨量を下回ることはありません。逆に、摂りすぎには注意が必要で、高血圧、動脈硬化、心筋梗塞など、さまざまな病気の原因になります。長期的に過剰摂取が続くと、胃がんのリスクが高まります。

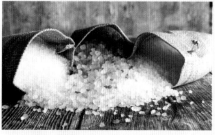

調味料として簡単に摂取することができるので、摂りすぎ注意です。

Potassium

カリウム

ナトリウムの量を調節して、血圧を安定させる。

カリウムは細胞の内側に多く含まれるミネラルで、
体内には体重の約0.2%のカリウムが含まれています。
細胞の外側にあるナトリウムとの相互作用で、細胞内外の水分量を調節しています。
またカリウムには、ナトリウムの排泄を促して血圧を下げる作用があります。

① カリウムを摂るときに注意すべき点はある？

A 腎臓の機能が低下しているときは、過剰摂取に注意が必要です。

カリウムは摂りすぎても尿や汗として排出されるので、過剰症の心配はありません。ただし、腎臓病などで腎臓の機能が低下しているときは、高カリウム血症を引き起こす場合があります。吐き気やしびれ、脱力感、知覚過敏、不整脈などが起こります。

② カリウムって健康によいの？

A 減塩に役立ちます。

近年は「減塩」が健康のトレンドですが、塩分量を減らしつつ塩味を出す方法として、塩化カリウム（KCl）を使う方法があります。塩化カリウムは塩味がするので、ナトリウムの摂取量を減らすことができ、減塩に有効だとされています。

芋がらとも呼ばれることのあるズイキにはカリウムが多く含まれています。

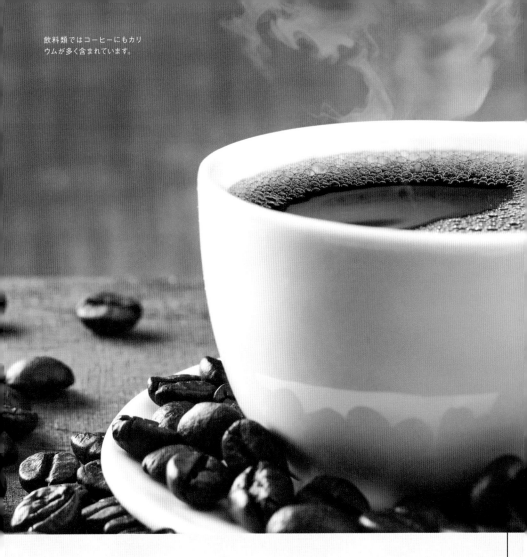

飲料類ではコーヒーにもカリ
ウムが多く含まれています。

Q3 カリウムについてもっと教えて！

A スイスの生理学者、グスタフ・フォン・ブンゲが
人体との関係を発見しました。

1890年頃にブンゲは、植物性食品はナトリウム塩よりもカリウム塩を多く含んでいることや、こ
のような食品を摂ることの重要性を説きました。塩分を多く摂るときには、同時にカリウムも摂
取することで、血圧が上がるのを抑え、安定させることが期待できます。

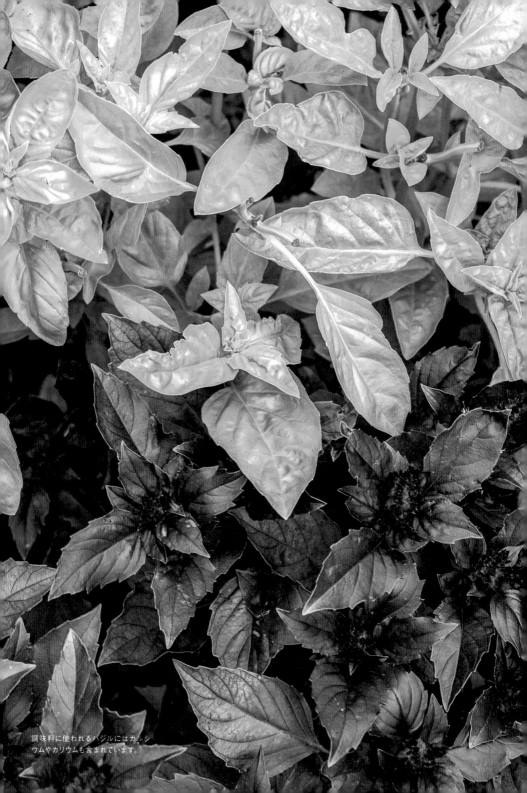

調味料に使われるバジルにはカルシ
ウムやカリウムも含まれています。

Calcium

カルシウム

丈夫な骨や歯を作り、
筋肉や神経の働きにも役立つ。

体内にあるカルシウムの約99%が骨や歯に存在し、「貯蔵カルシウム」と呼ばれます。
残りの1%は、血液や筋肉、全身の細胞に分布しており、
「機能カルシウム」として、血液の凝固を助けたり、心臓の鼓動を保ったり、
筋肉の収縮をスムーズにしたりと、さまざまな役割を担っています。

 ## カルシウムが不足するとどうなるの？

A 骨がスカスカになります。

血液や細胞に分布する「機能カルシウム」が不足すると、骨や歯にある「貯蔵カルシウム」が血液中に溶け出します。これにより、血液中のカルシウム濃度は常に一定に保たれますが、カルシウムの欠乏状態が続くと骨から溶け出す一方なので、骨量が減少して骨がもろくなります。

骨粗しょう症の
原因になってしまいます

② カルシウムが不足すると、
ほかにも影響はある？

A イライラしたり、怒りっぽくなったりします。

カルシウムは脳内の細胞間伝達物質と密接に関与しており、神経の興奮を緩めて精神を安定させる働きがあります。そのため、不足すると神経過敏の状態になり、イライラしやすくなります。また、成長期だとカルシウム不足で歯の質が悪くなることもあります。

③ カルシウムについてもっと教えて！

A 食品以外にも、
例えば建築物などに
使用されています。

カルシウムは卵の殻や真珠、石灰岩、サンゴ礁などにも含まれています。また、セメントの材料や大理石となって、建築物にも用いられています。

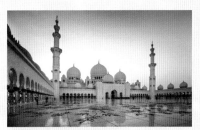

アブダビにあるシェイク・ザーイド・グランド・モスク。
大理石の成分にはカルシウムも入っています。

Magnesium

マグネシウム

カルシウムやリンと協力して骨や歯を作るミネラル。

マグネシウムは豆腐などの大豆製品や未精製の穀類などに多く含まれています。
また、飲料水にもマグネシウムやリンなどのミネラルが含まれています。
成人の場合、マグネシウムは体内に約20〜30g含まれ、
そのうち約60〜65%が骨や歯に含まれています。
それらはカルシウムやリンとともに骨や歯の生成を助けてくれます。

Q1 マグネシウムはどんな水に多く含まれているの?

A 硬水です。

硬水には便秘の解消や動脈硬化を防ぐ効果が期待されています

1リットルの水に含まれるカルシウムとマグネシウムの量を基準に算出される「硬度」によって、日本では硬度100以上の水を「硬水」、100より少ない水を「軟水」として区別しています。

Q2 マグネシウムは、食べ物にも含まれているの?

A 海藻類に多く含まれています。

あおさ(3.2g／100g)やあおのり(1.4g／100g)、わかめ(1.1g／100g)などの海藻類に多く含まれています。1日の推奨量は、成人男性で約350mg、成人女性で約300mgとされています。

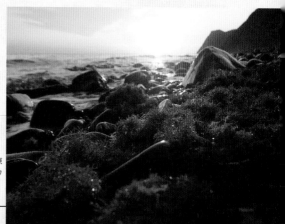

紅藻類のテングサは寒天の原料にもなっており、マグネシウムを含んでいます。

リン

骨や細胞膜を作り、
エネルギーの代謝にも役立つ。

リンは、カルシウムに次いで体内に多く存在するミネラルで、
DNAや体のエネルギー源（ATP）になる物質にも含まれています。
また、窒素やカリウムとともに肥料としても使われています。

---

① リンの働きを教えて！

A 骨や歯を構成し、細胞膜の構成成分にもなっています。

リン酸として消化管から吸収されます。成人
では60〜70％の吸収率となっており、体液
の酸とアルカリのバランスや、浸透圧の調節、
心臓や腎臓の機能維持、神経伝達などにも
関係しています。

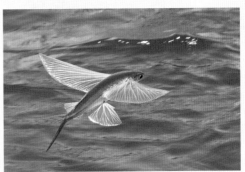

リンはトビウオやいわしに
も多く含まれています。

---

② リンはどんな食品に多く含まれる？

A たんぱく質の多い食品や加工食品に多く含まれています。

たんぱく質1gあたりおよそ15mgのリンが含まれます。
また、食品添加物の「リン塩酸」としても多くの加工
食品に使われています。そのため加工食品を摂りす
ぎると過剰摂取につながってしまいます。

リンは、ソーセージなどに使
われる結着剤やチーズの乳
化剤などとして加工食品に含
まれています。

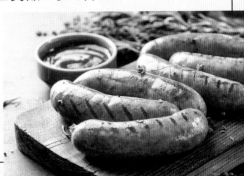

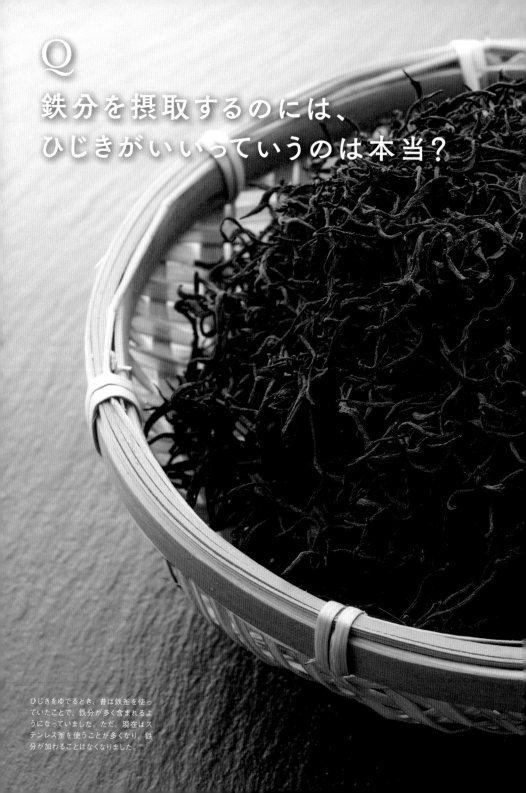

Q

鉄分を摂取するのには、
ひじきがいいっていうのは本当?

ひじきをゆでるとき、昔は鉄釜を使っ
ていたことで、鉄分が多く含まれるよ
うになっていました。ただ、現在はス
テンレス釜を使うことが多くなり、鉄
分が加わることはなくなりました。

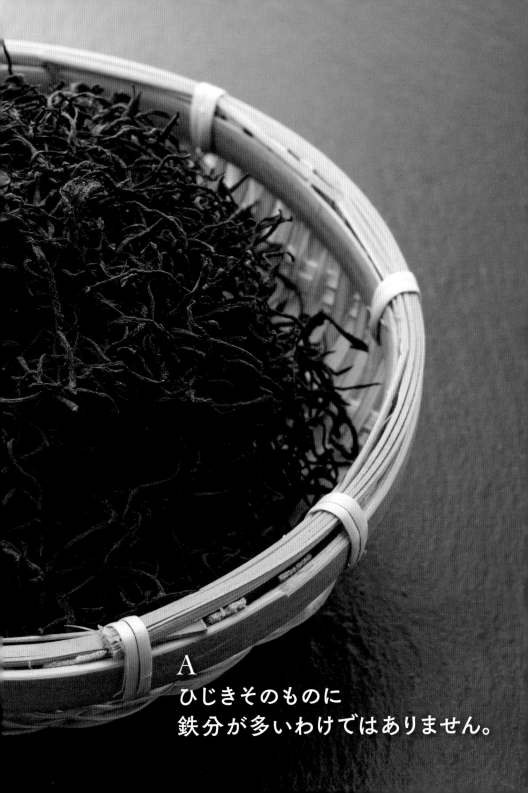

A
ひじきそのものに
鉄分が多いわけではありません。

鉄

赤血球を作り、
全身の細胞に酸素を届けます。

鉄は成人の体内に3〜4gほど含まれており、
そのうち約60〜70%は血液に、約4%は筋肉に存在しています。
赤血球の主成分である「ヘモグロビン」を構成して、
全身の細胞に酸素を届ける役割を担っています。
また、鉄は「ミオグロビン」という成分の材料にもなり、
血液中の酸素を筋肉に取り込んで筋肉の収縮をサポートします。

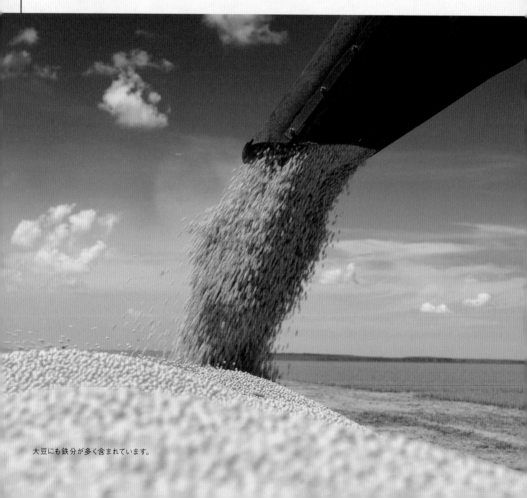

大豆にも鉄分が多く含まれています。

鉄は体内でどう使われているの？

A 赤血球に含まれるヘモグロビンの主成分になっています。

赤血球に含まれているヘモグロビンというたんぱく質は、酸素と結びついて全身に酸素を運ぶという重要な働きを担っています。そのため、鉄分が不足すると貧血を起こすことがあります。

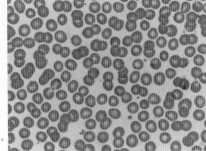

顕微鏡で見た赤血球。

鉄にはほかにどんな働きがあるの？

A エネルギーの産生に関わっています。

体内に存在する鉄のうち約0.3%は、酵素の成分としてエネルギーの代謝にも関わっています。また鉄分が欠乏して貧血になると、酸素が足りなくなって細胞の働きが落ち、エネルギーの産生が悪くなります。鉄は毒素を分解する酵素にも含まれており、肝臓での解毒作用を助けてくれます。

鉄を効率よく摂取する方法を教えて！

A 動物性食品から摂取すると効率的です。

食品に含まれる鉄には「ヘム鉄」と「非ヘム鉄」があります。吸収率はヘム鉄のほうが高いので、ヘム鉄を多く含む動物性食品から摂取するのが効率的です。また、非ヘム鉄はビタミンCと一緒に摂ると吸収がよくなります。

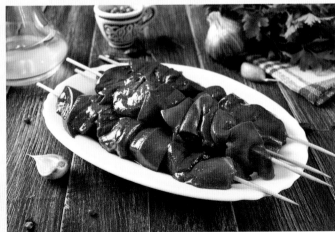

ヘム鉄はレバーや赤身肉、魚などの動物性食品に多く含まれ、非ヘム鉄は青菜類や大豆製品などの植物性食品に豊富です。

亜鉛

味覚を正常に保つのに
必要なミネラルがあります。

亜鉛は人の体内では、多くがたんぱく質と結合してその作用を発揮します。
人体では、骨や肝臓、腎臓、筋肉など多くの部分に存在し、
生体内にある200種以上の酵素反応に補助因子として働きます。

① 亜鉛が不足するとどうなるの？

A 味覚障害が起こります。

人間は舌の表面にある「味蕾（みらい）」で
味を感じています。しかし、亜鉛が不足する
と味蕾の機能が落ち、食べ物の味が感じら
れなくなる味覚障害になってしまいます。また、
亜鉛は精子の形成に不可欠とされ、不足す
ると男性の場合は性機能が低下するおそれ
があります。

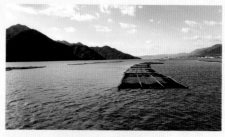

厳島近くのカキ養殖場。カキには亜鉛が多く含まれています。

② 亜鉛を多く含む食べ物を教えて！

A とくに多いのはカキやレバーなどです。

亜鉛は、肉や魚介類、大豆製品、
穀類など、たんぱく質を含む食品
に豊富です。とくに多いのはカキ
やレバー、牛肉、タラバガニなどで
す。カキにレモン汁をかけるなど
して、ビタミンCと一緒に摂ると亜
鉛の吸収率がアップします。

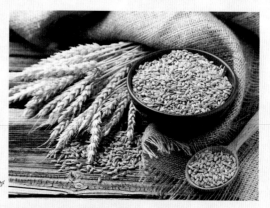

小麦にも亜鉛が
含まれています。

Copper

銅

鉄の働きをサポートして
貧血を防ぐミネラル。

貨幣などの材料として使われる金属ですが、
体内にも約80〜150mg存在します。
約65%は骨や筋肉、約10%は肝臓、
残りは脳や血管に存在します。
血液においては、鉄が赤血球の
ヘモグロビンと結びつくのをサポートします。
銅が不足しているとヘモグロビンが
生成できないので、
鉄が十分にあっても
鉄欠乏性貧血を起こします。

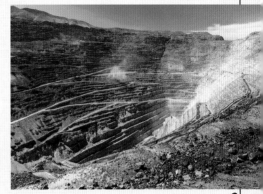

チリのチュキカマタにある露天堀銅山。

Manganese

マンガン

生殖機能の維持に欠かせない
「愛情のミネラル」。

マンガンは成人の体内に12〜20mg存在し、内臓など各組織に存在します。
糖質や脂質の代謝を助ける酵素、抗酸化作用に働く酵素、骨を作る酵素など、
さまざまな酵素を作るのに欠かせません。
また、正常な生殖機能を維持することから、「愛情のミネラル」とも呼ばれています。
欠乏すると骨の成長障害や血糖値の上昇といった症状が現れます。
マンガンは野菜や豆類、穀類などの植物性食品に多く含まれます。

栗には100gあたり3.27mgのマンガンが含まれています。ちなみに、マンガンは1日4.0mg程度を摂ることが目安とされています。

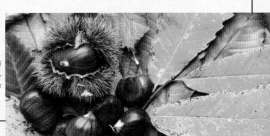

ヨウ素

成長期の子どもに欠かせない、
甲状腺ホルモンの材料。

別名「ヨード」とも呼ばれ、成人の体内には
10〜25mgほど含まれています。
70〜80%はのどにある甲状腺に存在し、
エネルギー代謝やたんぱく質の合成、
細胞の活動などに関わる「甲状腺ホルモン」の
主成分になっています。
細胞の生まれ変わりが激しい胎児や
成長期の子どもには、
とくに欠かせない栄養素です。

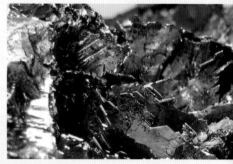

鉱物のヨウ素は栄養素として人間の体内にもあります。

セレン

ある酵素の材料になって、
体をサビつきから守ります。

体内には約10〜15mg含まれており、肝臓や腎臓に存在します。
「グルタチオンペルオキシターゼ」という酵素の構成成分として、
体を老化させる活性酸素の分解を助けます。
動物性食品に多く含まれ、
レバーなどの肉類やマグロなどの魚介に豊富です。
また、調味料のからしにも含まれています。
ただし、同じ食品でも
土壌や飼料の含有量で差が生じます。

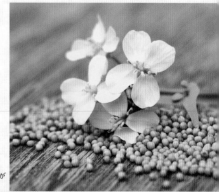

黄色の花を咲かせるからしの種が
調味料のからしの原材料です。

クロム

血糖値を下げるインスリンの働きを助けるミネラルです。

食事に含まれる糖質が吸収されると
血液中の糖が増え、高血糖になりますが、
これを正常に戻すのが
インスリンというホルモンです。
クロムには、このインスリンの
働きを助ける作用のほか、
コレステロールの代謝を助ける働きがあり、
コレステロール値を正常に保つのにも役立ちます。

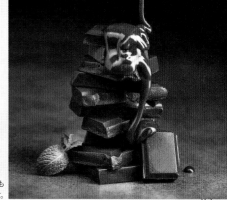

ミルクチョコレートにも
クロムが含まれています。

モリブデン

尿酸の産生を助けて代謝をスムーズにします。

モリブデンは成人の体内に9mgほど含まれ、
肝臓などに存在します。
酵素の「キサンチンオキシダーゼ」の
働きをサポートし、尿酸の産生を助けます。
また、糖質や脂質の代謝を
間接的に助ける働きもあります。

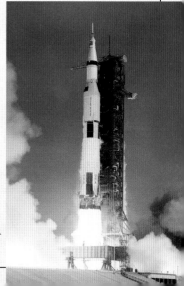

体内にもあるモリブデンはロケット
の素材としても使われています。

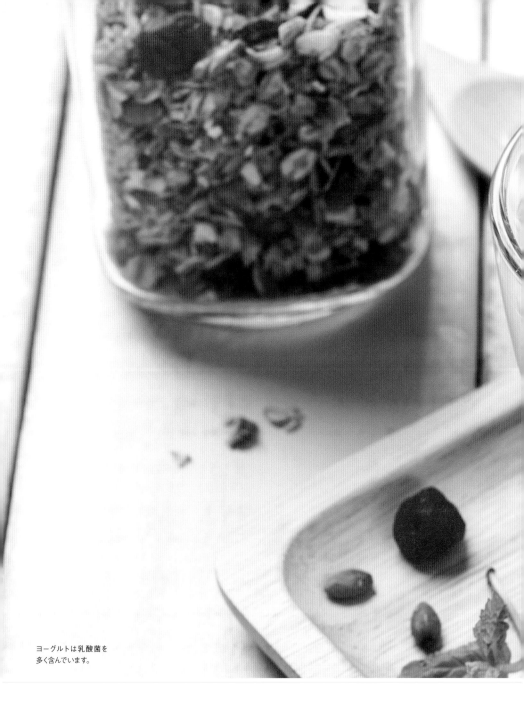

ヨーグルトは乳酸菌を
多く含んでいます。

Q 体によい菌ってあるの？

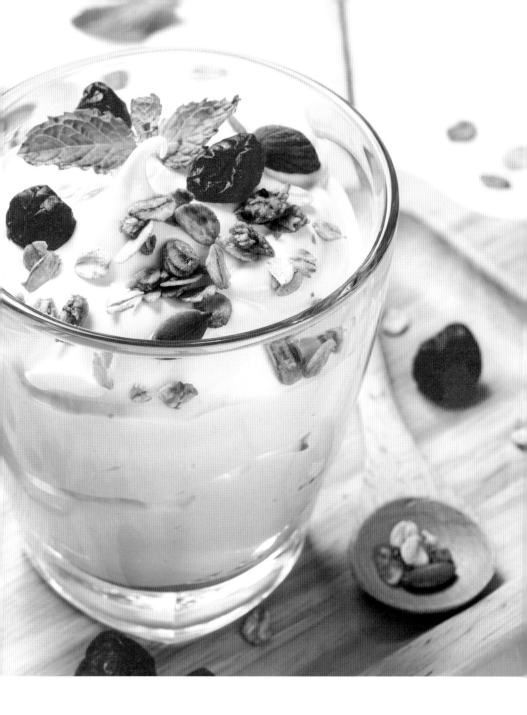

A 乳酸菌は体によい菌です。

Lactic Acid Bacteria

乳酸菌

腸内環境を整えて免疫力を高める、人体によい「善玉菌」。

乳酸菌は、ブドウ糖を発酵させ、乳酸を作り出す微生物の総称です。
人体によい影響を与えるため、「善玉菌」とも呼ばれます。
腸内で大腸菌などの悪玉菌の繁殖を抑え、
便秘の予防や改善をしたりするほか、免疫力を高めたりします。
また、がんを予防するなど、
さまざまな健康効果が期待できるとされています。

体内に存在する
乳酸菌は
200種類以上！

Q 乳酸菌のよいところをもっと教えて！

A コレステロールを低下させたり、
肌のトラブルを解消したりします。

一部の乳酸菌にはコレステロールを体外に排泄させ、血中コレステロール値を低下させる働きがあると考えられ
ています。また、腸の働きをよくして便秘を解消することで、肌荒れの解消にもつながります。

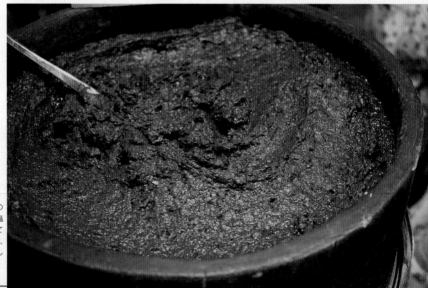

味噌は製造の
過程で大豆や塩
などと合わせて
発酵させるため、
乳酸菌が発生し
ます。

Q2 乳酸菌が不足するとどうなるの?

A 腸内の働きが衰え、便秘や下痢などが起きます。

乳酸菌が不足すると悪玉菌の増殖が抑えられず、善玉菌とのバランスが崩れて腸内環境が悪化します。その結果、腸の働きが悪くなり食べ物をスムーズに消化・吸収できなかったり、水分量の調節ができなくなったりして、便秘や下痢などの症状を引き起こします。

善玉菌と悪玉菌の
バランスを
整えてくれます

Q3 乳酸菌以外にも「善玉菌」ってあるの?

A ビフィズス菌や酪酸産生菌などがあります。

ブドウ糖を栄養源にして酢酸を産生する「ビフィズス菌」は、病原菌の増殖を抑制して腸のぜん動運動を促します。また、食物繊維を栄養源にして酪酸を産生する「酪酸産生菌」は、免疫力を高めたり、消化吸収を促したりします。

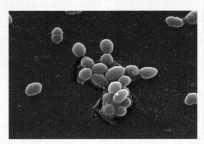

写真は乳酸菌のエンテロコッカス・ファエカリス。腸内に存在している乳酸菌です。

Q4 「プロバイオティクス」ってなに?

A 生きて腸に届き、腸内環境を改善する微生物のことです。

腸内細菌のバランスを調整し、人体に有益な働きをする微生物の総称で、乳酸菌やビフィズス菌はプロバイオティクスの一種です。最近は各メーカーがプロバイオティクス効果のある有用菌を含んだヨーグルトやドリンクを開発しており、一般にも広く浸透しています。

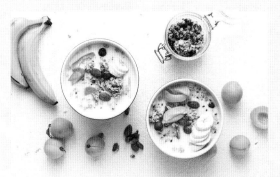

ヨーグルトは乳酸菌を摂れる食品として広く知られています。

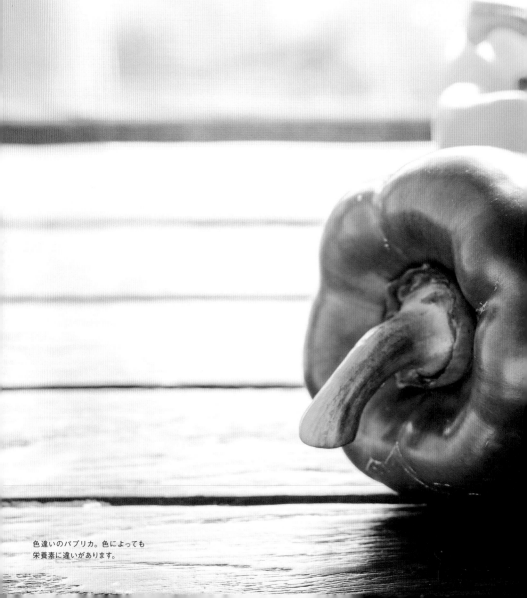

Q

五大栄養素以外の
栄養素について教えて!

色違いのパプリカ。色によっても
栄養素に違いがあります。

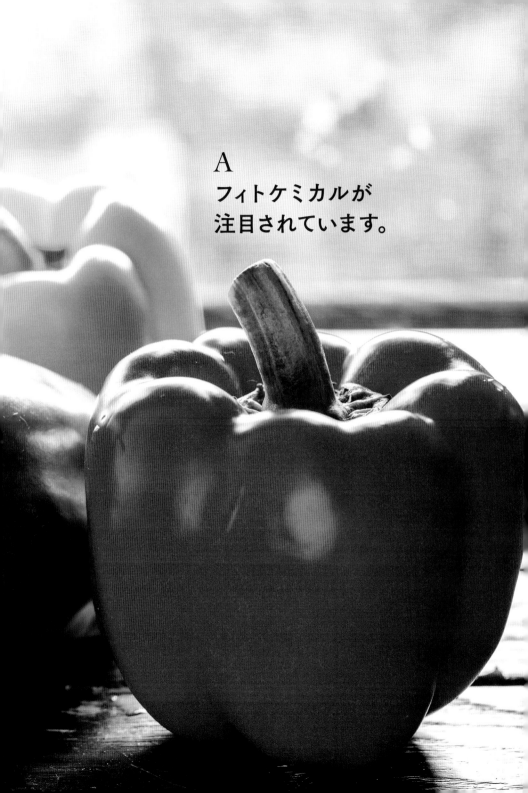

A
フィトケミカルが
注目されています。

Phytochemicals

フィトケミカル

新たな栄養素として注目される
野菜や果物に含まれる化学成分。

野菜や果物などの植物の色素・香り・渋味・苦味などに含まれている、
化学成分を「フィトケミカル」といいます。
ギリシャ語で「フィト」は植物、「ケミカル」は化学物質を意味します。
植物が紫外線や有害物質、害虫などから身を守るために作り出したもので、
昨今の研究で、さまざまな生理機能があることがわかり、
「新たな栄養素」として注目が高まっています。

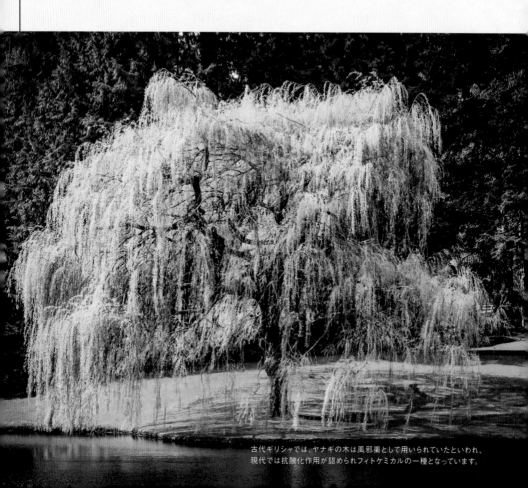

古代ギリシャでは、ヤナギの木は風邪薬として用いられていたといわれ、
現代では抗酸化作用が認められフィトケミカルの一種となっています。

① フィトケミカルにはどんな種類があるの?

A ポリフェノール、カロテノイド、香気成分などがあります。

フィトケミカルは数千種類以上あるとされていますが、大まかに「ポリフェノール」「カロテノイド」「香気成分(テルペン類)」「イオウ化合物」などに分類できます。

---

② フィトケミカルの健康効果について教えて!

A 抗酸化作用で老化を防ぎます。

現代は紫外線やストレスの影響で、老化や生活習慣病の原因になる活性酸素が発生しやすい環境にあります。しかし、フィトケミカルには強力な抗酸化作用があり、内臓や血管、皮膚などの酸化を防ぎ、老化や病気から守ってくれます。

代謝の促進や免疫力アップ、脳機能の強化など、さまざまな健康効果があります

---

③ フィトケミカルの健康効果について、もっと教えて?

A 野菜や果物の色の違いで効果がわかるものもあります。

ほうれん草やピーマンといった緑系の野菜には、抗酸化作用が期待できる「クロロフィル」が多く含まれています。かぼちゃやにんじんなどの黄・オレンジ系の野菜には「β-カロテン」、赤系(トマト・すいか)には「リコピン」、紫系(なす、ブルーベリー)には「アントシアニン」が豊富でこれらの栄養素もフィトケミカルです。

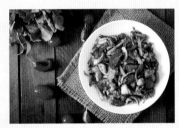

フィトケミカルの効果は色によって違うので、彩りのある料理には意味があります。

---

④ どうすればフィトケミカルを効率よく摂れる?

A 多種類を組み合わせて摂るとよいでしょう。

フィトケミカルはひとつの成分だけを摂るよりも、さまざまな成分を組み合わせて摂ったほうが多くの効果を期待できます。そのため、いろいろな食品をバランスよく、しっかりと食べるのが大切です。

植物は紫外線から身を守るために皮や外側の葉などに抗酸化物質を作っているので、野菜は皮まで栄養満点です

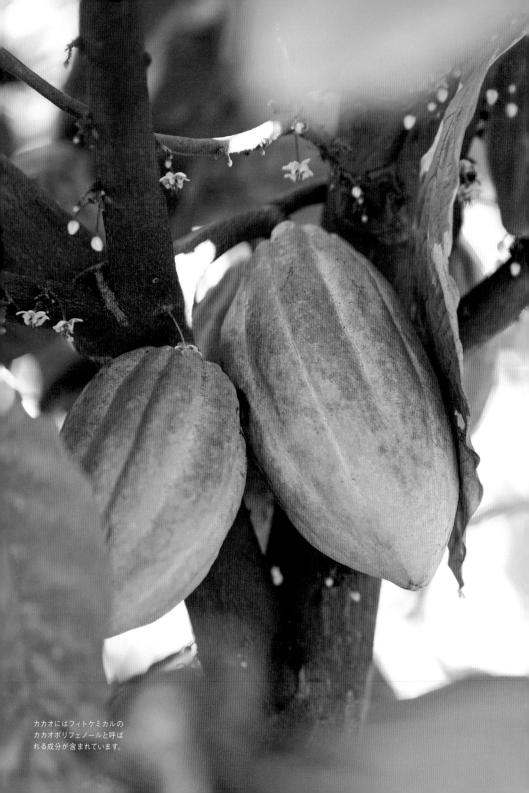

カカオにはフィトケミカルの
カカオポリフェノールと呼ば
れる成分が含まれています。

Polyphenol
ポリフェノール

強力な抗酸化作用で
健康維持を助けてくれる。

ポリフェノールは
5000種類以上あると
されています

ほとんどの植物に存在する色素や苦味となる成分で、代表的なポリフェノールとしては、
アントシアニンやイソフラボン、カテキンなどがあり、それぞれに独自の機能を持っています。
ほとんどのポリフェノールにあるのが強い抗酸化作用で、
がんや動脈硬化、老化などの原因になる活性酸素を封じ込めて無害化します。
その他にもルチンやセサミノール、クルクミンなど、多種多様なポリフェノールがあります。

① もっとも有名なフィトケミカルは？

A　ポリフェノールでしょう。

ワインやチョコレートで有名なポリフェノールは、抗酸化作用が強く、フィトケミカルの代表ともされています。

② ポリフェノールが注目されたきっかけは？

A　「フレンチ・パラドックス」という理論です。

1992年、フランスの科学者が「フラ
ンス人は喫煙率が高く、肉やチーズ、
バターなどを大量に摂取しているの
に、心臓病での死亡率が低いのは、
ポリフェノールをたくさん含む赤ワイン
を日常的に飲んでいるから」という説
を発表。この理論は「フレンチ・パラドッ
クス」として世界に広まり、日本でも赤
ワインの消費量が急上昇しました。

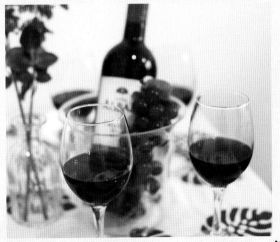

ポリフェノールが含ま
れる赤ワインには体に
よい効果もあります。

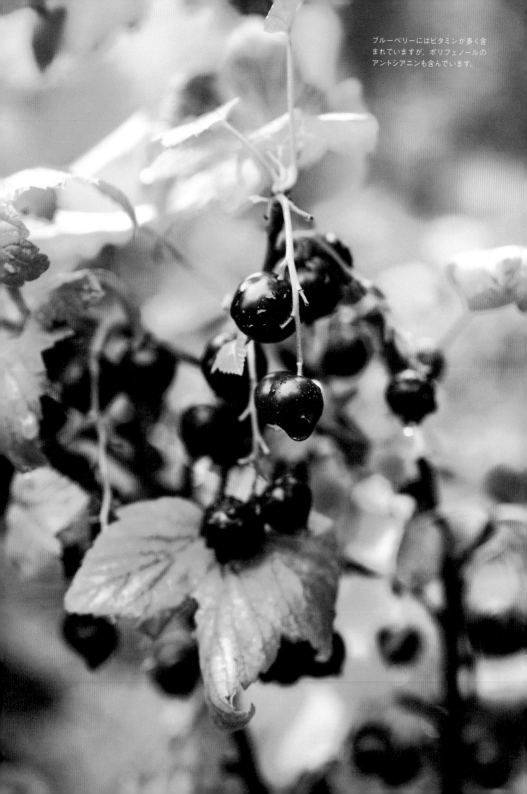

ブルーベリーにはビタミンが多く含まれていますが、ポリフェノールのアントシアニンも含んでいます。

アントシアニン

目の健康維持に働く
紫の色素成分です。

アントシアニンは、ブルーベリーや紫いも、なす、ぶどうなど、
紫色の植物に多く含まれる色素成分です。
目の健康維持のほか、肥満や糖尿病などの予防にも
役立つという研究結果もあります。

Q.1 ポリフェノールの性質を
持ってる仲間を教えて！

A アントシアニン、イソフラボン、カテキンなどがあります。

そのほかルチン、クルクミン、セサミノールなど種類が豊富で、多くの植物に含まれています。

Q.2 アントシアニンが目によいのはなぜ？

A ロドプシンの生成をサポートするからです。

目が疲れたり、見づらいといった症状は網膜にある「ロドプシン」というたんぱく質が
古くなるためといわれていますが、アントシアニンはこのロドプシンの再生をサポートし、
目の健康維持に役立ちます。

Q.3 アントシアニンについてもっと教えて！

A 花や果実に色をつけるときにも
使われています。

アントシアニンは、バイオテクノロジーにより花や果実の色
を表現するときにも役立っています。青いキクや青いバラ、
青いカーネーションを作出する際に利用されました。

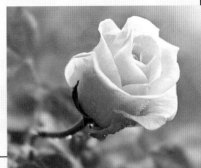

アントシアニンの効果により、
青色に咲くバラ。

Isoflavone

イソフラボン

女性ホルモンに似た働きをする植物性エストロゲン。

納豆・豆腐といった大豆製品やレッドクローバー、
クズなどのマメ科の植物に多く含まれているポリフェノールで、
化学構造が女性ホルモンのエストロゲンに似ており、
よく似た作用を起こすことから、「植物性エストロゲン」とも呼ばれます。

① 男性よりも、女性に必要な栄養素なの?

A より効果的なのは、女性です。

閉経前後は女性ホルモンが減り、頭痛や憂鬱、肩こりなどの更年期障害の症状が現れます。しかし、イソフラボンの女性ホルモンに似た働きがこれらの症状をやわらげてくれます。また、イソフラボンは骨の密度が下がるのを防ぎ、骨粗しょう症の予防にもつながるとされています。

② イソフラボンの効果的な摂取方法ってある?

A カルシウムやたんぱく質と一緒に摂るとよいでしょう。

イソフラボンには骨粗しょう症を防ぐ効果があるので、カルシウムが豊富な牛乳や小魚などと一緒に摂ると効果的です。また、女性ホルモンに似た働きがあるので、肌を美しくするコラーゲンの生成を助けるビタミンCも同時に摂取するのが推奨されます。

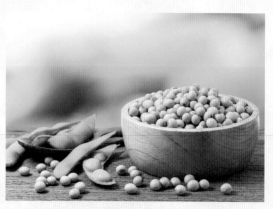

大豆にはイソフラボンが多く含まれています。

Catechin

カテキン

日本人が発見した、
緑茶に含まれる渋味や苦味の成分。

緑茶や紅茶に含まれる渋味や苦味のもとになるポリフェノールの一種です。
強い抗酸化作用があるので、活性酸素の働きを抑えるほか、
血糖値の上昇を抑えたり、
脂肪燃焼のサポートや口臭予防などの効果があるといわれています。

Q. 脂肪燃焼をサポートするということは、ダイエットにも効果的？

A 有効な働きをします。

カテキンには脂質の代謝を上げる作用があり、ほかにも血中のコレステロールを低下させ、血圧の上昇を抑える働きなどが知られています。

Q. カテキンって誰が見つけたの？

A 理化学研究所の辻村みちよ博士が発見しました。

1927年、東京帝国大学の山本頼三博士がカテキンに類似した物質を緑茶から分離しました。そして2年後、辻村博士が、緑茶から初めてカテキンを分離して取り出すことに成功したのです。

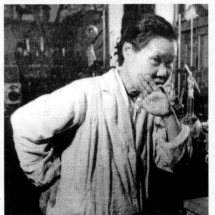

辻村みちよは日本初の女性農学博士です。カテキンのほかにも緑茶にビタミンCが含まれることを発見しました。

Rutin

ルチン

血管の働きをよくして、
生活習慣病を防いでくれる。

そばやイチジクなどに含まれる淡黄色の色素成分で、
毛細血管を強く丈夫にしたり、血液を固まりにくくすることで血流をスムーズにしてくれます。
これにより、動脈硬化や脳卒中、高血圧などの予防が期待できます。

ルチンについて
もっと教えて！

A かつては「ビタミンP」と
呼ばれていました。

1930年代に発見され、ビタミン様の働きがあることから、
当初は単体で「ビタミンP」と呼ばれていました。しかしその
後、ビタミンPに分類される物質が次々と発見されたため、
これらと区別して「ルチン」と呼ばれるようになりました。

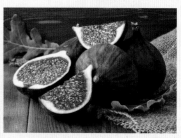

不老不死の食べ物と呼ばれることもあるイチジク
にはルチンが含まれており、動脈硬化や高血圧の予防
が期待できます。

Sesaminol

セサミノール

強い抗酸化作用で、
活性酸素を取り除く。

セサミノールは、ごま特有の成分「ゴマリグナン」の成分のひとつで、
小さいごま粒にごくわずか（0.5〜1％程度）しか含まれていません。
体内で増えすぎた活性酸素を取り除く作用があり、病気や老化を防ぐ効果が期待できます。

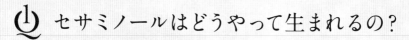

セサミノールはどうやって生まれるの？

A ごま油を作る過程で誕生します。

ごま油を作るとき、ごまに含まれるセサモリンが加熱されることで生まれます。
ごま油が酸化しにくいのは、抗酸化作用が強いセサミノールの働きによるものです。

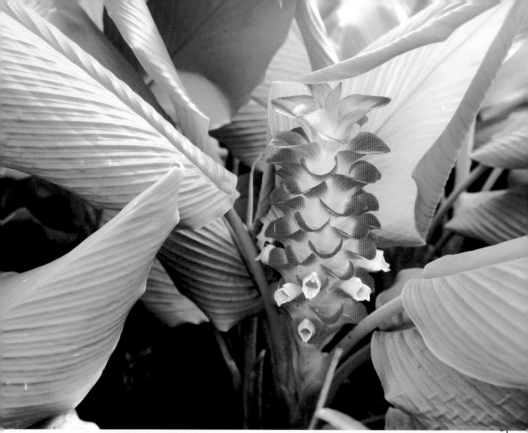

ウコン属クルクマの花。食用・薬用として利用されるものはウコン、鑑賞用としてのものはクルクマと呼ばれます。

Curcumin
クルクミン

黄色の色素のクルクミンは、食品着色料としても使われる。

クルクミンはウコンの根にある
色素成分クルクミノイドのひとつです。
食品着色料以外ではウコンからできる
調味料のターメリックがカレーに
よく使われています。
抗酸化作用や抗炎症作用などが
期待されています。
また、肝機能を高める効果もあり、
二日酔いの予防にもつながります。

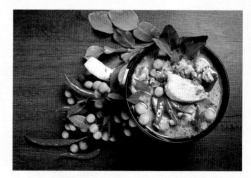

カレーの黄色はクルクミンによるものです。

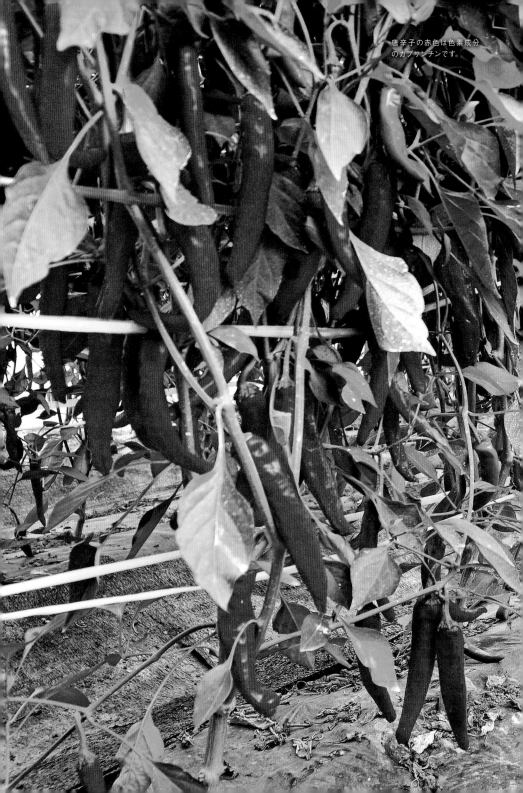

唐辛子の赤色は色素成分のカプサンチンです。

Carotenoid

カロテノイド

紫外線から身を守ってくれる
動植物に含まれる色素成分。

動物性食品と植物性食品の両方に含まれる赤・黄・緑などのフィトケミカルで、
水に溶けにくく、脂に溶けやすい性質を持っています。
例えば、赤ピーマンの赤色である「カプサンチン」、卵黄の黄色である「ルテイン」なども、
カロテノイドの色素成分によるものです。
ほかにも、にんじんなどの緑黄色野菜や果物(マンゴー、パパイヤ、みかんなど)、
エビやカニなどの甲殻類、海藻類(わかめ、ひじきなど)に多く含まれています。

 ## カロテノイドにはどんな種類があるの?

A　カロテン類とキサントフィル類に大別できます。

炭素と水素のみで構成されている
カロテン類(β-カロテン、リコピン
など)と、これに酸素を加えたキサン
トフィル類(アスタキサンチンなど)
に大別できます。これまでに750
種類以上のカロテノイドが発見さ
れています。

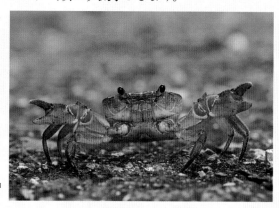

甲殻類に見られる赤色もカロ
テロイドの色素成分です。

カロテノイドにはどんな働きがあるの?

A　紫外線の害から体を守ります。

カロテノイドには、体内に過剰に発生した活性酸素を除去する抗酸化作用があります。紫外線は活性酸
素を生み出し、体を酸化させるなどの害を及ぼしますが、常に紫外線にさらされている動植物はカロテノイド
を生成して、自らの身を守っているのです。

147

β-carotene

β-カロテン

黄色やオレンジ色の
野菜に多く含まれる。

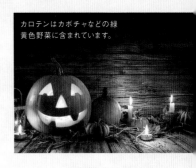

カロテンはカボチャなどの緑
黄色野菜に含まれています。

β-カロテンは緑黄色野菜に豊富な「カロテン」の一種で、
黄色やオレンジ色の色素成分です。
にんじんやかぼちゃ、ほうれん草など、色の濃い野菜に多く含まれています。
色が鮮やかなほど、より多くのβ-カロテンが含まれているといわれており、
熱に強く、脂質とともに摂取すると吸収率が高まるので、
にんじんやかぼちゃなどを調理する際は、油を使用するとよいでしょう。

 β-カロテンが体内に入るとどうなるの?

A ビタミンAに変換されます。

食品に含まれるβ-カロテンは小腸で吸収され、体内で必要な量のみ、ビタミンAに変換されます。ビタミンAを
過剰摂取すると頭痛や吐き気といった過剰症を起こすおそれがありますが、β-カロテンの摂取では必要量しか
作られないので、そういった心配はありません。

② カロテンの名前の由来を教えて!

A にんじんの英語名「キャロット」です。

β-カロテンは1930年、にんじんのオレン
ジ色の色素成分として発見されました。
昔は「カロチン」と呼ばれていましたが、
2000年に文部科学省による『日本食
品標準成分表（五訂）』で表記が「カロ
チン」から「カロテン」に変わり、現在に
至っています。

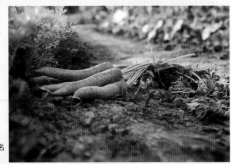

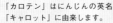
「カロテン」はにんじんの英名
「キャロット」に由来します。

リコピン

加熱・加工したほうが
吸収されやすくなる。

赤い色素成分で、トマトやすいか、ピンクグレープフルーツなどに多く含まれています。
抗酸化作用が強く、体内で発生する活性酸素を除去してくれます。
LDL（悪玉）コレステロールの酸化を防いだり、血流を改善したりするなどの健康効果があり、
がんや生活習慣病、老化の予防につながるとされています。

 リコピンを多く含む食べ物は？

A トマトです。

完熟トマトには1kgあたり約50mgのリコピンが含まれており、「トマト＝リコピン」のイメージが定着しています。
生のトマトよりも、トマトジュースやトマトペースト、トマトケチャップなど、加熱・加工を施された状態のほうが体内
に吸収されやすいとされています。

アスタキサンチン

甲殻類や赤色の魚に
豊富な赤系の色素成分。

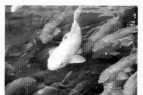

鯉や金魚などに色をつけるためにもアスタ
キサンチンが使われています。

エビやカニなどの甲殻類に、たんぱく質と結合して存在する赤橙色の色素成分です。
サケやマス、タイなどの赤色の身や皮がある魚にも豊富です。
目の奥や脳といった栄養が届きにくい部分にまで到達し、
動脈硬化や眼精疲労の改善、脳の老化防止などの効果があるとされています。

 アスタキサンチンって
 どんな用途に使われているの？

A 色揚げ飼料に用いられています。

金魚や錦鯉などの赤色を鮮やかにするために飼料に入れることがあります。このような飼料は色揚げ飼
料と呼ばれています。

Terpene

テルペン（香気成分）

香りの成分はテルペンと呼ばれ
食欲促進効果や
リラックス効果が得られる。

テルペンは香気成分とも呼ばれ、「香り」に関係するフィトケミカルです。
テルペンにはリモネンやメントールなどの種類があり、
リモネンはレモンやオレンジなどの柑橘系の香りの成分となっています。
また、メントールはミントやハーブ類の清涼感を感じる香りの成分です。
香りにはリラックスしたり、食欲が増すなどの効果があります。

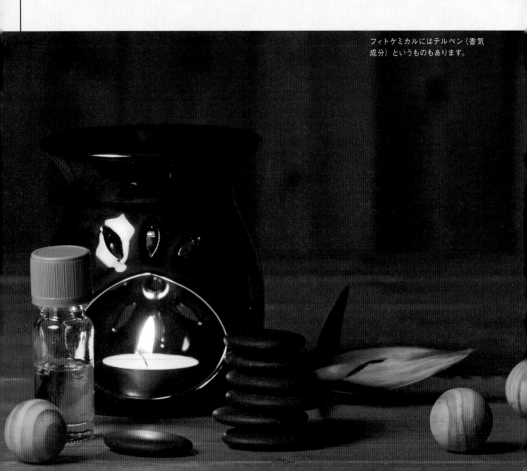

フィトケミカルにはテルペン（香気
成分）というものもあります。

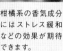

Limonene
リモネン

柑橘類の皮から
さわやかな香りを放つ。

レモンやオレンジ、グレープフルーツ、ゆず、ライムなど、
柑橘類の皮に含まれており、甘酸っぱくさわやかな香りがする香気成分です。
「リモネン」の語源は、レモンに由来しています。
交感神経の働きを高める作用があるといわれています。

柑橘系の香気成分にはストレス緩和などの効果が期待できます。

 ## リモネンの香りにはどんな効果があるの？

A リラックス効果や覚醒効果があります。

柑橘類の香り成分が体内に吸収されると、脳がリラックスするときに現れるα波が出てきます。また、交感神経が活性化して新陳代謝が活発になるので、眠気を覚ます覚醒効果も得られます。アロマオイルでも、リモネンを含む柑橘系の香りは人気です。

Menthol
メントール

スーッとした
清涼感覚をもたらす香気成分。

メントールは、ハッカやペパーミントなどのハーブ類に含まれる香気成分です。
ミントのスーッとした清涼感覚のもとになっている成分で、
歯磨き粉やチューインガムなどに用いられています。
清涼感のある化粧品やかゆみ止め、リップクリームなどにも、
メントールが配合されていることが多くあります。

どんな効果があるの？

A 血行を促進する効果があります。

皮膚につけると血管を広げて血流をよくしてくれます。ほかにも、
冷感刺激を与え炎症を止めたり、麻痺させたりする効果もあるため、湿布薬などにも使われています。

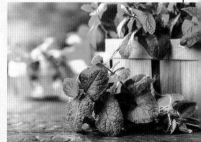

ハッカやミントの香気成分も健康に効果があります。

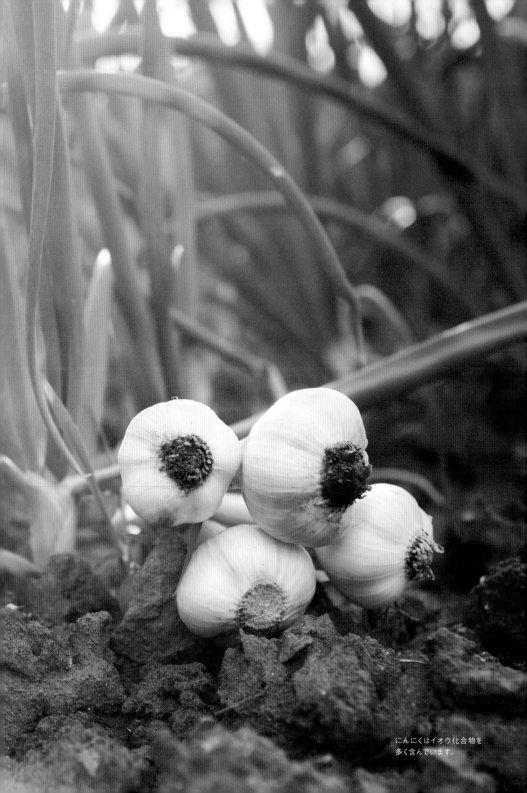

にんにくはイオウ化合物を
多く含んでいます。

イオウ化合物

強力な抗酸化作用のほか、抗菌作用を有する香気成分。

イオウ化合物は、イオウを含む化合物の総称で、
フィトケミカルの一種です。
特有の刺激臭があるのが特徴で、
強い抗酸化作用で活性酸素を消去したり、
抗菌作用で食中毒を防いだり、
発がん物質を無毒化して体外に排出するなど、
さまざまな健康効果があるとされています。

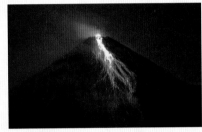

イオウの香気成分は火山のガス、温泉の香りと同じです。

1 にんにくにも香気成分は含まれているの?

A にんにくに含まれる香気成分はイオウ化合物です。

にんにくを切ったり潰したりすると、香気成分と酵素が混ざり合い、この反応によってイオウを含む化合物ができます。この成分は脂に溶けやすい性質を持っています。

2 イオウって、どんな元素なの?

A ゴムや火薬にも使われる元素です。

イオウは火山のガスや温泉などにも含まれており、結晶は黄色く輝いています。人体を構成するたんぱく質のなかに含まれ、たんぱく質の構造を安定させる役割があり、とくに髪の毛や爪などに多く含まれています。

3 イオウ化合物はたくさん食べたほうがいいの?

A 過剰摂取は胃腸の粘膜を傷つけることがあります。

イオウ化合物の成分のなかには、刺激が強いものもあります。そのため、摂りすぎると胃腸の粘膜を傷つけるおそれもあります。

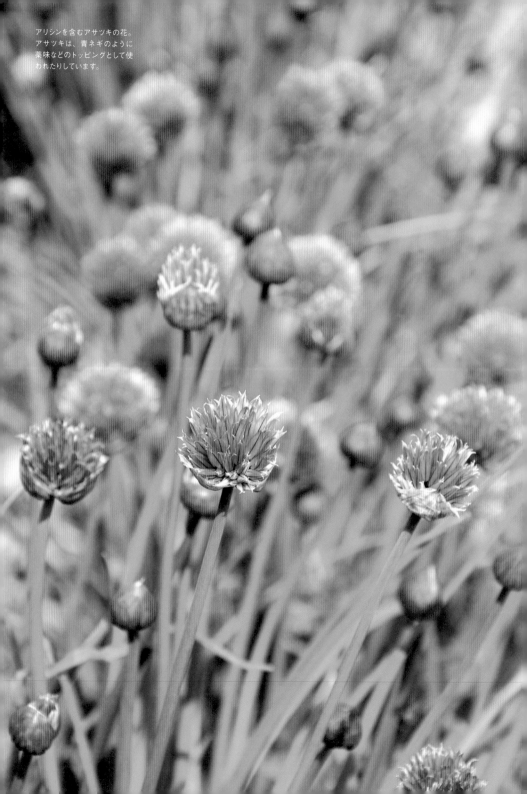

アリシンを含むアサツキの花。
アサツキは、青ネギのように
薬味などのトッピングとして使
われたりしています。

Allicin
アリシン

刺激によって活性化する
にんにく特有の強いにおいのもと。

にんにくや玉ねぎなどのユリ科の野菜に
多く含まれているイオウ化合物です。
生では「アイリン」という無臭成分ですが、
にんにくや玉ねぎを切ったり、
つぶしたりしたときに、
アリナーゼという酵素が活性化し、
アリシンになります。
そして、にんにくやネギ特有の強いにおいを
放つようになるのです。

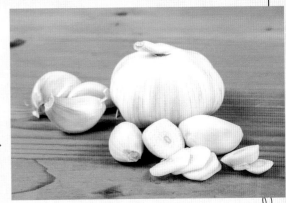

玉ねぎやにんにくを切って酸素と触れるとアリシンを生成します。

Q1 にんにくや玉ねぎを切ったりすると、アリナーゼが活性化するのはなぜ？

A 酸素に触れると活性化する酵素だからです。

アリナーゼは植物の細胞内に存在し、切ったり、つぶされたりして細胞が壊されると、酸素に触れ、活性化して
アリシンを生成するため、刺激性の高い生成物（強いにおい）を発するようになります。

Q2 アリシンが及ぼす体への影響は？

A 玉ねぎを切ったときに涙が出る原因になります。

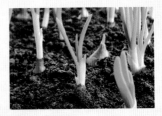

玉ねぎを切ると涙が出てきますが、これは気化したアリシン（硫化
アリル）が目の粘膜を刺激するからです。涙を流したくないのであ
れば、ゴーグルなどで目をガードするとよいでしょう。

玉ねぎは地中から芽だけだけが出てきます。

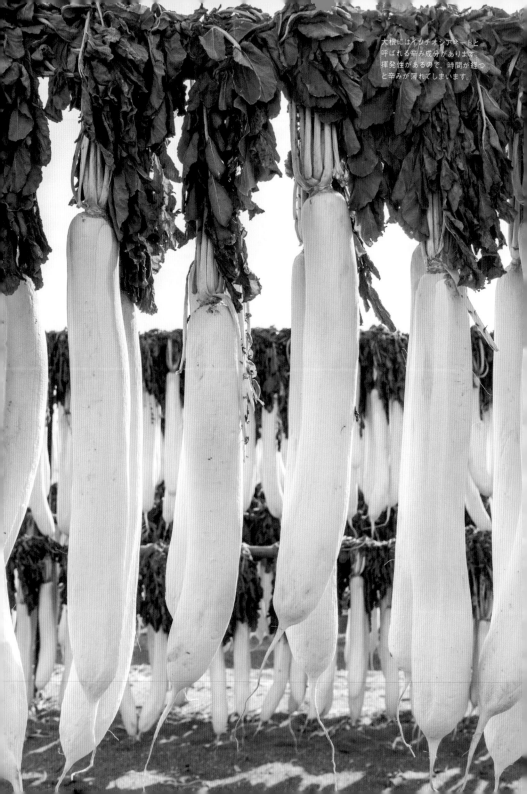

大根にはイソチオシアネートと
呼ばれる辛み成分があります。
揮発性があるので、時間が経つ
と辛みが薄れてしまいます。

イソチオシアネート

大根の辛み成分は、
揮発性のある栄養素です。

イソチオシアネートはイソチオシアネート基(-N=C=S)を含むイオウ化合物の総称で、
抗酸化作用のあるわさびや大根などの辛み成分になっています。
辛みのない、白菜、水菜、小松菜、カブなどにも含まれています。

イソチオシアネートにはどんな働きがあるの?

A 食欲増進や解毒・殺菌の作用があります。

大根おろしの辛味は「アリルイソチオシアネート」という成分によるもので、大根をすりおろし、細胞が
壊れたときに生成されます。食欲を増進させるほか、がんの予防や解毒・殺菌作用など、さまざまな健
康効果が期待できるとされています。

スルフォラファン

ブロッコリーの新芽での含有量は、
普通のブロッコリーの10倍以上。

ブロッコリーにわずかに含まれる辛味成分で、イソチオシアネートの一種です。
細胞での毒素分解を促すほか、活性酸素を退治する抗酸化作用、抗がん作用、
胃がんの原因のひとつであるピロリ菌を殺菌するなどさまざまな効果が知られています。

スルフォラファンは、どうやって摂るのがよいの?

A 新芽(スプラウト)がおすすめです。

新芽(スプラウト)は、普通のブロッコリーと比べて10倍以上のスルフォラファンが含まれているとされています。
ブロッコリー以外では、カリフラワーやキャベツなどに含まれており、生のまま、よくかんで食べると効率よく摂取で
きます。

参考文献 （順不同）

『めざせ！栄養士・管理栄養士　まずはここから・ナビゲーション』
　　第一出版　編／著·小野章史　著·岡村友理香　海陸留美　他
『一生役立つ　きちんとわかる栄養学』　西東社　監·飯田薫子　寺本あい
『栄養学の基本がまるごとわかる事典』　西東社　監·足立香代子
『ウソ？ホント？栄養学がおもしろい！』　成美堂出版　著·本多京子
『見てわかる！栄養の図解事典』　PHP研究所　著·中村丁次
『女子栄養大学　栄養のなるほど実験室』　女子栄養大学出版部　監·吉田企世子
『栄養士・管理栄養士のためのなぜ？どうして？』　メディックメディア　編·医療情報科学研究所
『日本食品成分表2018(七訂)』　医歯薬出版
『日本人の食事摂取基準(2020年版)』　厚生労働省
『日本食品標準成分表2015年版(七訂)』　文部科学省

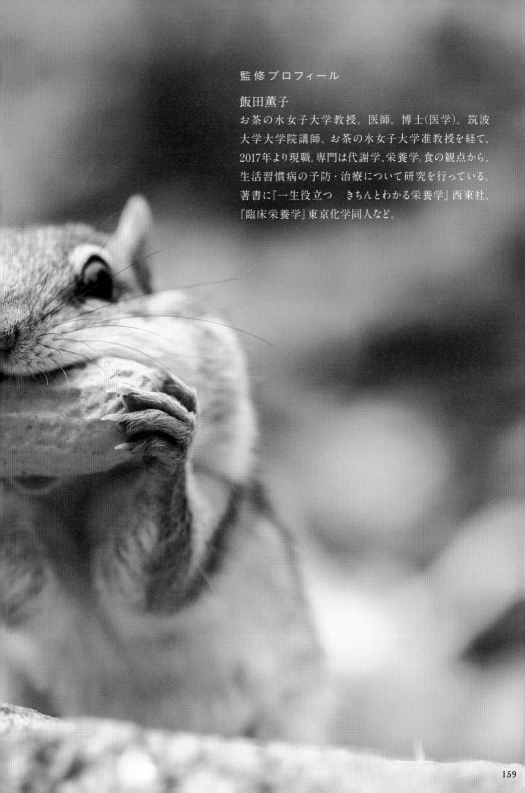

監修プロフィール

飯田薫子
お茶の水女子大学教授。医師。博士(医学)。筑波
大学大学院講師、お茶の水女子大学准教授を経て、
2017年より現職。専門は代謝学、栄養学。食の観点から、
生活習慣病の予防・治療について研究を行っている。
著書に『一生役立つ　きちんとわかる栄養学』西東社、
『臨床栄養学』東京化学同人など。

世界でいちばん素敵な

栄養素の教室

2020年12月15日　第1刷発行
2023年 6 月 1 日　第2刷発行

監修　　　飯田薫子
写真　　　123RF
　　　　　Shutterstock
　　　　　写真AC
編集　　　オフィス三銃士
文　　　　常井宏平
デザイン　渡邊規美雄

発行人　　塩見正孝
編集人　　神浦高志
販売営業　小川仙丈
　　　　　中村崇
　　　　　神浦絢子

印刷・製本　図書印刷株式会社

発行　　　株式会社三才ブックス
　　　　　〒101-0041
　　　　　東京都千代田区神田須田町2-6-5 OS'85ビル
　　　　　TEL：03-3255-7995
　　　　　FAX：03-5298-3520
　　　　　http://www.sansaibooks.co.jp/
facebook　https://www.facebook.com/yozora.kyoshitsu/
Twitter　@hoshi_kyoshitsu
Instagram @suteki_na_kyoshitsu